医学・理系留学
海外に翔び立つ人の
コピペで使える
英文メール 60

著 阿川 敏恵
清泉女子大学言語教育研究所准教授

金芳堂

はじめに

　最近の SNS の普及にともなって若者のメール離れが拡大するなかで、メールをどのように書くべきかよくわからないという人たちが増えています。このことを裏付ける例として、多くの日本の大学で初年次教育の一環として、教授宛ての日本語メールの書き方の指導をおこなっていることがあげられます。

　このような現状のなかで、英文のメールとなれば、書き方を学ぶ必要はますます大きいでしょう。本書の主な目的は、医学・理系留学の成功につながる英文メールの書き方を示すことです。筆者は医学部において留学準備英語講座、医学英語教育、留学生と日本人医学部生の交流勉強会などに関わった経験があります。そこで日本人の学生や院生のみなさんが留学を目指す際、英文メールのやりとりが、ひとつの課題であることを知りました。そこで本書では、留学を成功させるために必要な英文メールの重要点を整理し、文例を用いてわかりやすく示しました。また、英語教育の専門家として、日本人英語学習者が言語的・文化的面において見落としたり間違いやすい点に配慮した内容にしました。

　本書の構成は以下のようになっています。

　まず1章ではメールの基本として、メールの構成を解説しました。英文メールならではの注意点をあげ、相手に読んでもらいやすく、好感度の高いメールを書くコツを示しました。

　2章から5章は留学の流れに沿って、留学先への渡航前の問い合わせ、留学が決定してから渡航までのやりとり、留学中、帰国後という場面ごとに想定されるメールの文例をあげると共に、Useful Expressions、Words & Phrases を示しました。これらを参考にして読者のみなさんが、自分の留学に合わせてカスタマイズしたメールを作成できるようになっています。さらに、丁寧でありながらメッセージをきちんと伝えるためのヒントを盛り込んでありますので、活用してください。

i

はじめに

　6章は論文投稿のメールを扱いました。留学中または帰国後の国際共同研究の成果発表に役立ててください。

　2章から6章までは場面ごとに整理したメールの書き方を扱っていますが、附録ではスピーチ・アクト（依頼する・催促する・お断りする・お礼を言う・お詫びする）ごとの定型表現をまとめてあります。丁寧さの度合いやニュアンスの違う表現を整理して提示してありますので、細かいニュアンスを調整してメッセージを伝えるのに役立ててください。

　本書の執筆にあたっては、金芳堂編集者の村上裕子氏にひとかたならぬご支援をいただきました。心から感謝し、お礼を申し上げます。また、理系研究者の立場から英文へのアドバイスをくださった、順天堂大学医学部のRobert Whittier 特任教授に、お礼を申し上げます。

2019 年 9 月

阿川敏恵

Useful Expressions 一覧 x

1章　メールの基本

- メールの構成 2
- 件名 2
- 頭語 4
- 本文　書き出し／主文／結び 6
- 結語 11
- 署名 12

2章　留学希望先への問い合わせ（渡航前）

1. 受け入れ可能か尋ねる
    1. 既存のプログラムがある場合
        - 文例1　緩和ケアのクラークシップに関する問い合わせ 14
          【井上絵里よりメズルール JV 先生へ】
        - 文例2　研修についての問い合わせ 16
          【加藤誠よりデイヴィッド・ライアン先生へ】
    2. 既存のプログラムがない場合
        - 文例3　オブザーバーシップについての問い合わせ 18
          【磯真由美よりご担当者様へ】
        - 文例4　ポストドクターのポジションについてお尋ね 22
          【田中智樹よりエマ・ライアン教授へ】
        - 文例5　ラボの訪問について 24
          【脇田佳奈よりエマ・ライアン教授へ】
2. 申請書類の送付
    1. 問い合わせを経て書類送付をする場合
        - (a) 問い合わせ（書類等が整わない）
            - 文例6　オブザーバーシップ・プログラムへの申し込みについて 26
              【安藤春香より関係各位へ】
            - 文例7　研修の申し込み書類について 28
              【加藤誠よりグロリア・マーティン様へ】

iii

目　次

　　　　(b) 申請書送付
　　文例 8　Re：オブザーバーシップ・プログラムへの申し込みについて …………… 30
　　　　　　【春香よりジェニファーさんへ】
　　文例 9　Re：研修の申し込み書類について ……………………………………… 32
　　　　　　【誠よりグロリアさんへ】
　2．初めて送るメールが応募のメールの場合
　　文例 10　エレクティブへの応募 ………………………………………………… 34
　　　　　　【成瀬麻紀よりご担当者様へ】
　　文例 11　博士研究員のポジションへの応募 …………………………………… 36
　　　　　　【山本明代よりカウリスマキ教授へ】
　3．授業料・受け入れに関する費用についての問い合わせ
　　文例 12　料金についての問い合わせ …………………………………………… 40
　　　　　　【島田哲よりコベント・ガーデン大学国際交流委員へ】
　　文例 13　授業料についての問い合わせ ………………………………………… 44
　　　　　　【安田達也より関係各位へ】
　4．友人と共に参加したい・家族を連れていきたい場合
　　文例 14　臨床クラークシップ …………………………………………………… 46
　　　　　　【星出理紗よりご担当者様へ】
　　文例 15　タンペレへの家族同行の可能性について ………………………… 48
　　　　　　【山本明代よりマウル様へ】
　5．面接（電話・スカイプ）案内に対する返事
　　文例 16　面接の予約 ……………………………………………………………… 50
　　　　　　【星出理紗よりリー先生へ】
　　文例 17　スカイプ面接について ………………………………………………… 52
　　　　　　【山本明代よりカウリスマキ教授へ】
　6．返信が来ない場合
　　文例 18　オブザーバーシップについての問い合わせ ……………………… 54
　　　　　　【磯真由美より関係各位へ】
　　文例 19　エレクティブへの応募のフォローアップ ………………………… 58
　　　　　　【成瀬麻紀よりご担当者様へ】
　　文例 20　面接日時の確認 ………………………………………………………… 60
　　　　　　【山本明代よりカウリスマキ教授へ】

iv

3章　留学決定後のメール（渡航前）

7．挨拶・自己紹介
文例 21　林　将からご挨拶 ……………………………………………… 64
【林将よりデ・ヨング教授へ】

文例 22　馬場英雄からご挨拶 …………………………………………… 66
【馬場英雄よりシュンク教授へ】

8．ビザ申請について
文例 23　DS-2019 発行のお願い ………………………………………… 68
【馬場英雄よりスーザン・シングルトン様へ】

文例 24　Re：DS-2019 発行のお願い …………………………………… 70
【馬場英雄よりスーザン・シングルトン様へ】

9．費用の事前支払いの有無
文例 25　前払いについての問い合わせ ………………………………… 72
【原元則よりデシ様へ】

10．到着時・空港での送迎
文例 26　空港送迎サービスのお願い …………………………………… 74
【横溝時子よりご担当者様へ】

11．宿泊施設に関する情報収集
1．大学や病院の宿泊施設の有無
文例 27　宿舎についての問い合わせ …………………………………… 76
【友森雅美よりウォン様へ】

2．民間の宿泊施設
文例 28　住居の問い合わせ ……………………………………………… 78
【田中英樹よりキム様へ】

3．地域に関する情報
文例 29　バーナビーとノース・バンクーバーについての情報提供のお願い ……… 80
【田中英樹よりキム様へ】

4．宿泊施設からの交通手段に関する情報
文例 30　公共交通機関について質問 …………………………………… 82
【英樹よりアレックスさんへ】

5．宿泊受け入れ先への問い合わせ
文例 31　寮についての問い合わせ（マレイ・ユー・レジデンス）………………… 84
【友森雅美よりウォン様へ】

12．実習内容・週間スケジュールに関する問い合わせ
文例 32　予定表送付のお願い …………………………………………… 86
【磯真由美よりマキネン様へ】

v

目　次

13. 奨学金に関する問い合わせ
　　文例 33　奨学金についての問い合わせ ……………………………… 88
　　　　【田中英樹よりキム様へ】

14. 現地学生・研究者との交流機会について
　　文例 34　他の学生と会う機会 …………………………………………… 90
　　　　【横溝時子よりマンスフィールド様へ】

15. 評価の依頼・修了証の発行について
　　文例 35　評価について ………………………………………………… 92
　　　　【星出理紗よりスミス様へ】

16. 留学時期変更の交渉
　　文例 36　エレクティブのスケジュール変更のお願い ……………… 94
　　　　【成瀬麻紀よりご担当者様へ】

17. 留学の辞退
　　文例 37　申し込みのキャンセル ……………………………………… 96
　　　　【成瀬麻紀よりご担当者様へ】

18. 持参すべきものについて
　　文例 38　持参すべきもの ……………………………………………… 98
　　　　【元則よりリチャードさんへ】

19. 気候・風土について
　　文例 39　チェンマイの風土の問い合わせ ………………………… 100
　　　　【杉本理恵よりチュラノン様へ】

20. ネット環境について
　　文例 40　Wi-Fi の利用と接続について …………………………… 102
　　　　【山本明代よりマウル様へ】

---

4 章　留学中のメール

21. 留学中のさまざまな出来事
　　文例 41　初日のスケジュールのリクエスト ……………………… 106
　　　　【横溝時子よりニューイエン様へ】
　　文例 42　アドバイスをいただけませんでしょうか ……………… 108
　　　　【春香よりジェニファーさんへ】
　　文例 43　年末年始のご挨拶 ………………………………………… 110
　　　　【林将よりデ・ヨング教授へ】
　　文例 44　お詫び …………………………………………………… 112
　　　　【磯真由美よりメズルール JV 先生へ】

22. 休日のお誘いへの返事

1. お誘いを受ける

文例 45 Re：ご招待 ……………………………………………………………… 114
【脇坂佳代子よりリヒト教授へ】

文例 46 Re：持ち寄りパーティー ……………………………………………… 116
【佳代子よりキリさんへ】

2. お誘いを断る

文例 47 Re：ご招待 ……………………………………………………………… 118
【脇坂佳代子よりリヒト教授へ】

文例 48 Re：持ち寄りパーティー ……………………………………………… 120
【佳代子よりキリさんへ】

3. お礼状

文例 49 お礼 Re：ご招待 ……………………………………………………… 122
【脇坂佳代子よりリヒト教授へ】

5章　帰国後のメール

23. お礼状

文例 50 脇坂佳代子からお礼 …………………………………………………… 126
【脇坂佳代子よりリヒト教授へ】

24. 再留学・再訪希望の問い合わせ

1. 再留学

文例 51 日本からご挨拶（横溝時子） ……………………………………… 128
【横溝時子よりヒッブス教授へ】

2. 推薦状の依頼

文例 52 加藤　誠の推薦状 ……………………………………………………… 131
【加藤誠よりデイヴィッド・ライアン先生へ】

3. 再訪問

文例 53 バンクーバー訪問 ……………………………………………………… 134
【英樹よりデールさんへ】

25. 帰国後の交流

文例 54 原田由起恵のご紹介 ………………………………………………… 136
【馬場英樹よりシュンク教授へ】

文例 55 年末年始のご挨拶 ……………………………………………………… 138
【林将よりデ・ヨング教授へ】

vii

目　次

6章　論文投稿のメール

26. 共同研究の進捗状況
文例 56　進捗ご報告 …………………………………………… 142
【安田達也よりカナワ先生へ】

27. 論文の投稿
文例 57　Journal of Public Health への投稿 ……………… 144
【安田達也よりグレガーセン先生へ】

28. 修正論文の提出
文例 58　JPH への再提出 …………………………………… 146
【安田達也よりグレガーセン先生へ】

29. 論文採択後のやりとり
文例 59　Journal of Public Health へのご投稿 …………… 150
【安田達也よりグレガーセン先生へ】

30. 論文採択の報告
文例 60　Fwd：Journal of Public Health へのご投稿 …… 152
【安田達也よりカナワ先生へ】

附録　便利な定型表現

1. 依頼する ……………………………………………………… 156
2. 催促する ……………………………………………………… 160
3. お断りする …………………………………………………… 162
4. お礼を言う …………………………………………………… 164
5. お詫びする …………………………………………………… 166

日本語索引 ……………………………………………………… 169
英語索引 ………………………………………………………… 172

［掲載文例のテキストデータ利用のご案内］ ……………………… 176

Column

メールの件名例	3
イギリス英語とアメリカ英語のつづりの違いの例	8
appreciate の使い方パターン	15
所属、出身を表す前置詞 at, of, from	17
pursue について	20
添付ファイルにつける定型表現	31
自己アピールは重要	38
study/research with Professor XX	49
prompt reply	56
priceless と precious のニュアンス	65
culture と climate のニュアンス	101
Merry Christmas はもう使わない？	111
ホームパーティは、"home party" で通じる？	115
all right と alright	116
便利な表現 be out of town を使いこなそう	121
manuscript と paper	148
follow up について	161
保留表現の使い分けは？	163

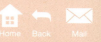

Useful Expressions 一覧

◉ メールの件名

● 問い合わせ

Inquiry about clerkship	クラークシップについて問い合わせ
Inquiry concerning documentation	書類についての問い合わせ
Question about transportation	交通機関についての質問
Question regarding certificate of completion	修了証についての質問

● 依頼

Request for housing information	住居の情報提供のお願い
Request for airport pickup	空港送迎のお願い
Letter of recommendation request for Taro Tanaka	田中太郎の推薦状ご執筆のお願い
Appointment request	アポイントのお願い

● 申し込み

Application for observership	オブザーバーシップの申し込み
Internship application	インターンシップの申し込み
Application for scholarship	奨学金の申し込み
Dorm application	入寮申し込み

● その他

Regarding health insurance	健康保険について
About internet access	インターネット接続について
Orientation notification	オリエンテーションのお知らせ
Change in my arrival date and time	到着日時の変更
Reservation cancellation	予約のキャンセル
Medical elective 20XX	20XX 年のエレクティブ
Immunization requirements	必要とされる予防接種

◉ 頭　語

Dear Professor William,	ウィリアム教授
Dear Dr. Schmidt,	シュミット博士（先生）
Mr. and Mrs. Lamb,	ラム夫妻
Dear Mr./Ms. Panai Chulanont,	パナイ・チュラノン様

Dear Panai Chulanont,	パナイ・チュラノン様
Dear Mr./Ms. Chulanont,	チュラノン様
Dear Sir or Madam,	拝啓
To Whom It May Concern,	関係各位
Dear Medical Elective Team at ABC University,	ABC大学　エレクティブご担当者様
Dear XYZ University International Committee,	XYZ大学　国際交流委員会御中
Dear Paul,	
Hello Sue,	

◉ 本　文

● 書き出しの例

My name is Tomomi Baba, and I am a fifth-year medical student at XYZ University in Tokyo, Japan.	私の名前は馬場知美で、日本の東京にあるXYZ大学の医学部5年生です。
I am writing to request information regarding the graduate medical program at WXY University.	WXY大学の卒後医学教育プログラムの情報をいただきたく、ご連絡しています。
I would like to apply for the Clinical Clerkship program at PQR University Hospital.	PQR大学病院のクラークシップ・プログラムへの申し込みをしたく思っています。

● 結びの例

I appreciate your kind consideration.	ご検討どうぞよろしくお願い致します。
I look forward to your reply.	ご返信お待ちしております。
Thank you very much for your help with this matter.	この件に関して、あなたのご助力に感謝します。

◉ 結　語

● フォーマル（初めてメールを送る相手、改まった間柄の相手）

Very truly yours, / Respectfully yours, / Sincerely yours, / Sincerely,

● フォーマルとインフォーマルの中間（何度かやりとりした相手の他、同僚や友人にも使える便利な表現）

Best regards, / Kind regards, / Thank you,

● インフォーマル（親しい相手）

Take care, / Have a nice day. / Thanks,

Useful Expressions 一覧

文例 1

I am writing to express my interest in ~	～に興味があり、連絡させていただいております。
My email is to ~	～するためにメールしました。
I would appreciate ~	～をありがたく思います／感謝します。（依頼の場面で）／（していただけると）幸いです。
I would appreciate guidance in ~	～のご指導をいただければ幸いです。
I would appreciate receiving confirmation.	確認をいただけますと幸いです。
I would appreciate (it) if you could send me ~	～をお送りいただけますと幸いです。

文例 2

I am in the process of ~	～の過程 [進行中・最中・途中] です。／～のプロセスを進めているところです。
I believe XX is the ideal place to ~	XX は、～するのに理想的な場所だと確信しております。
I am a third year medical student at ABC University.	ABC 大学の医学部 3 年生です。
I am a third year medical student of ABC University.	ABC 大学の医学部 3 年生です。
I am a third year medical student from ABC University.	ABC 大学から来た医学部 3 年生です。

文例 3

I would love to know if there is any possibility that S + might + V ~	～の可能性が少しでもあるかを、ぜひとも知りたいです。
I would be happy to V ~	喜んで [もちろん] ～いたします。
I will be available between ~ and ...	～と…の間、空いています。
I am planning to pursue an elective experience abroad.	海外でエレクティブ（として実習すること）を計画している。
I have decided to pursue a doctoral degree.	博士課程に取り組む [で学ぶ] ことにした。

文例 4

Your lab would be an ideal place for me to ~	あなた（先生）のラボは、私が～するのに理想的な場所です。
I have published three papers in/on ~（学術雑誌名など）	（これまでに）～に 3 本の論文を発表しました。

文例 5

I am wondering if S + could + V ~	S が V できないだろうかと思う。／V していただけませんか。
I am wondering if you could give some comments on the draft of my paper.	私の論文の草稿にコメントをいただけないかと思っているのですが。
I would be grateful if S + could + V ~	S が V できたらありがたく思う。
I would be grateful if you could let me know more about the position.	そのポジションについて、更にお知らせいただけますとありがたく存じます。
I would be grateful if I could see you in person.	直接お目にかかれましたらありがたく存じます。

文例 7

Would it be OK if S + V ~?	S が V してもよろしいでしょうか。

文例 8

Please find ~ attached to this email.	このメールに添付した〜をご確認ください。
Please see the attached file.	添付ファイルをご覧ください。
Please find enclosed the following documents.	同封 [添付] した以下の書類をご確認ください。
I have attached a document / file.	書類／ファイルを添付しました。
Please refer to the attached document / file.	添付した書類／ファイルをご参照ください。
The attached document / file includes ~	添付の書類／ファイルには〜があります。

文例 9

Everything is in order. / Everything is in good order. / Everything is in perfect order.	全てが整っている。／準備万端である。

文例 10

Please let me know if anything else is needed.	もし他に何か必要であれば、お知らせください。
Please let me know if you need any additional information.	もし追加の情報が必要であれば、お知らせください。

文例 11

We met previously at ~	以前〜でお会いしました。

xiii

Useful Expressions 一覧

I expect to obtain a Ph.D. degree in ~	～（分野）で博士号取得の予定です。
I believe my ~ would make me a valuable addition to your research team.	私の～は、私をあなたの研究チームの貴重な新メンバーにするだろうと確信している。／私には～があり、貴研究チームの貴重な新メンバーになれるだろうと確信している。
I would appreciate it if you could consider my application.	私の応募についてご検討いただけますと幸いです。

文例 12

Could you provide me with detailed information on ~?	～について詳細な情報をいただけませんでしょうか。

文例 13

Could you tell me what is included in ~?	～には何が含まれているかお知らせいただけませんでしょうか。

文例 15

This email is to request information regarding ~	～についての情報をいただきたく、メールいたしました。

文例 16

Thank you so much for inviting me to schedule ~	～のスケジュール（を決めるために）ご連絡くださり、ありがとうございます。
Of the dates and times you have suggested, my preference would be ~	ご提示いただいた日時のなかで、私の希望は～です。
I can be available any time between ~ and ...	～から…の間、いつでも空いています。

文例 17

I appreciate you considering me for the position.	私を、そのポジションの候補者としてご検討いただいていることに感謝します。
Please confirm if ~ is convenient for you.	～でご都合が良いかご確認ください。

文例 18

I'm not sure whether you received my previous email.	前に送ったメールが届いているかが不確かです。
Please see below for ~	～は [について] 下記をご覧ください。
I would be thankful if I could get a prompt reply.	早急にご返信いただけますと幸いです。

I would appreciate your prompt reply about ~	～に関して早急に返信をいただけると幸いです。
I would appreciate your prompt reply to my request / question.	私の依頼／質問に対する迅速な返信をいただけると幸いです。
Your prompt reply will be greatly appreciated.	早急にご返信いただけると大変ありがたいです。
Your prompt reply is urgently required.	あなたの迅速な返信がぜひとも必要です。

文例 19

| As I have not yet heard back, could you ~ | まだご返信をいただいておりませんので、～していただけませんでしょうか。 |
| I can be reached at ~ | 私へのご連絡は～までどうぞ。 |

文例 20

| I hope this email finds you well. | 時下ますますご清祥のこととお喜び申し上げます。／お元気でお過ごしでしょうか。 |
| I am following up to see if ~ | ～かどうか、ご連絡しています。 |

文例 22

| I am positive that ~ | 確かに～です。／～だと確信しています。 |

文例 23

| I am writing to ask if you could ~ | ～していただけないかと思い、連絡しています。 |
| I am looking forward to working with you. | あなたと一緒に働くのを楽しみにしています。→これからよろしくお願いします。 |

文例 25

I've been accepted to a visiting elective program at your institution.	貴機関でのエレクティブにアクセプトされました。
I've been accepted to an internship program at your institution.	貴機関でのインターンシップにアクセプトされました。
I've been accepted to a doctoral course at your institution.	貴機関での博士課程にアクセプトされました。

Useful Expressions 一覧

文例 26

Thank you for accepting me for the observership program starting ~

〜から始まるオブザーバーシッププログラムへの受け入れをありがとうございます。

Thank you for accepting me for the internship program starting ~

〜から始まるインターンシッププログラムへの受け入れをありがとうございます。

文例 27

provided (that) ~, could you ...?

もし〜ならば、…していただけませんでしょうか。／〜という条件で、…していただけませんでしょうか。

文例 29

Now that S + V ~

(今や) 〜なので、

文例 30

Would you suggest S + (should) V ~?

S が V することを勧めますか。

The tour guide suggested that they walk along the river. (北米)

ツアーガイドは、彼らに川沿いに歩いてはどうかと提案した。

The tour guide suggested that they should walk along the river. (英)

ツアーガイドは、彼らに川沿いに歩いてはどうかと提案した。

文例 34

As I am interested in ~, it would be ideal if I could ...

〜に興味を持っているため、…できると理想的だと思います。／〜に興味を持っているため、…できるとこれ以上のことはないと思います。

文例 35

I appreciate the time you have taken to ~

〜するためにお時間を割いていただき、感謝します。

Please be aware that ~

〜であることをご承知おきください。

文例 36

I have just learned that ~

〜をつい最近になって知りました。

文例 37

I need to cancel my application.

申し込みをキャンセルしなければなりません。

xvi

文例 38

| Do you have any suggestions on this matter? | この件について何か提案はありませんか。 |
| If there is anything that you'd suggest I bring, I'd appreciate your advice. | 持参すべきだと提案するものが何かあれば、アドバイスをいただけると助かります。 |

文例 41

| Please let me know if you have any suggestions on ~ | ～について提案 [アドバイス] があればどうぞお知らせください。 |

文例 42

| You have made so many things possible for me. | あなたのおかげで、本当に多くのことが実現しました。 |

文例 43

| I would like to thank you for all of your support and encouragement this past year. | この一年間お力添えと激励をいただき、お礼申し上げます。 |
| I hope the new year will be full of success and happiness for you and your family. | あなたとご家族にとって新年が、成功と幸福に満ちたものになりますようお祈りします。 |

文例 44

| I will not let something like this happen again. | 2度とこのようなことが起こらないようにいたします。 |
| I humbly ask your forgiveness. | どうかお許しください。 |

文例 45

| Thank you very much for inviting me to ~ | ～へお招きくださり、どうもありがとうございます。 |
| I was wondering if there is anything I can help out with ~ | 何か～でお手伝いできることはありませんでしょうか。 |

文例 46

| Thanks very much for the invitation. | ご招待どうもありがとうございます。 |
| Would it be all right if I ~ | ～してもよろしいでしょうか。 |

Useful Expressions 一覧

文例 47

Regrettably, I will not be able to make it.

残念なことに、都合をつけることができません。

文例 49

I would like to express my gratitude for ~

~に心から感謝申し上げます。

文例 50

Not only 「倒置」..., but also ~

…ばかりでなく、~も

I hope we can keep in touch.

連絡を取り合えますように。／これからもよろしくお願いします。

文例 51

I would appreciate your consideration of this request and look forward to hearing back from you soon.

このリクエストについてご検討いただき、ご回答いただけますと幸いです。

Please do not hesitate to contact me if ~

もし~でしたら、遠慮なくご連絡ください。

文例 52

I was hoping you would be willing to write me a letter of recommendation.

推薦状を書いていただけないかと思っております。

I was hoping that you could include in your recommendation ~

推薦状に~を含めていただけないかと希望しております。

It would be best if you could complete the letter of recommendation by ~

~までに推薦状をご作成いただけましたら、これ以上のことはございません。

文例 53

How are things at ~?

~はどうですか。

How are things at work?

仕事の調子はどうですか。／仕事のほうはどうですか。

How are things at home?

ご家族みなさんお元気ですか。／お家のほうはどうですか。

文例 54

I am writing because I would like to introduce ~ to you.

~をあなたにご紹介したく、連絡しています。

Would it be all right if I ~

~してもよろしいでしょうか。

xviii

文例 55

I would like to extend my season's greetings to you all.	皆さんに年末年始のご挨拶を申し上げます。
May your holiday season be filled with happiness and joy, followed by a most wonderful new year.	年末年始が幸福と喜びに満ちたものになり、とても素晴らしい新年を迎えられますように。

文例 56

let me know what your availability will be in ~	~ (後) のご都合を知らせてください。
Let me know what your availability will be in September.	9 月の都合を知らせてください。
Let me know what your availability will be in two weeks.	2 週間後の都合を知らせてください。

文例 57

I am sending our manuscript entitled "......" which we would like to submit to ~	~ (ジャーナル名) へ…というタイトルの原稿を投稿させていただきます。
We believe that our study makes a unique contribution to ~	我々の研究が~に類のない貢献をもたらすと確信しています。
~ would be of great interest to the readers of ...	~が…の読者にとって大変興味深いものになるでしょう。
We would greatly appreciate it if you could acknowledge receipt of ~	~を受取ったことをお知らせくださいますと幸いです。

文例 58

Thank you for your consideration of our manuscript.	私たちの原稿を検討してくださり、ありがとうございます。／(投稿論文) 原稿の査読をありがとうございます。

文例 60

Our paper has been accepted for publication in ~	私達の論文が~ (雑誌名) に採択されました。
This wouldn't have been possible without ~	これは~なしには成しえませんでした。

xix

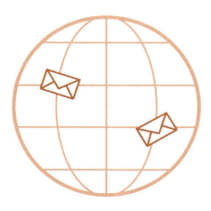

メールの基本

PASSPORT

　英文メールを書くときに多くの人が気にするのは、伝えたい事柄が英語で正しく表現できているかどうか、ということだと思います。もちろん、正確な英語で情報を正しく伝えることは大切ですが、英文を書き始める前に、まず知っておいて欲しい大変重要な項目が幾つかあります。

　この章では、メールの基本として、英文メールのベーシックな書式や書き方といった形式に関する事柄のほか、メールを書くにあたっての心構えなども取り上げます。

　各項目を押さえて、相手に失礼にならない、読んでもらいやすい、更には好感度の高い英文メールが書けるようになりましょう。

1章　メールの基本

✅ メールの構成

　メールの基本的構成は、**件名、頭語、本文（書き出し、主文、結び）、結語、署名**です。以下にそれぞれの項目についてぜひ押さえておいて欲しい事項をあげて解説していきます。

✅ 件名

　先方にスムーズに対応してもらうために、件名は重要な役割を果たします。連日多くのメールを受け取る相手に、自分の送ったメールを確実に読んでもらえるよう、件名は**簡潔**ながら、**メールの内容が具体的にわかるようなもの**にする必要があります。

> **例** Inquiry about clerkship （クラークシップについて問い合わせ）
> Request for housing information （住居の情報提供のお願い）
> Application for scholarship （奨学金の申し込み）

＊その他の例は「メールの件名例」を参照。

　漠然とした件名は、受け手に与える印象が薄く、見落とされたり、スパムメールと間違われて、開封されずにゴミ箱に捨てられたりする可能性があります。

> **例** × Hello
> × Information
> × Document

　メールを何往復もやり取りしているうちに、最初につけた件名とメールの内容がずれてくることがあります。その場合は、件名を変えて内容に合わせるようにしましょう。また、複数の用件を1通のメールに含めて書くのも避けた方が良いでしょう。後になってやりとりの内容をチェックしたい場合などに検索・確認がしやすいように、普段からオーガナイズしておきましょう。

2

＊メールの件名例＊

◆ 問い合わせ

Inquiry about clerkship（クラークシップについて問い合わせ）
Inquiry concerning documentation（書類についての問い合わせ）
Question about transportation（交通機関についての質問）
Question regarding certificate of completion（修了証についての質問）

◆ 依頼

Request for housing information（住居の情報提供のお願い）
Request for airport pickup（空港送迎のお願い）
Letter of recommendation **request** for Taro Tanaka
（田中太郎の推薦状ご執筆のお願い）
Appointment **request**（アポイントのお願い）

◆ 申し込み

Application for observership（オブザーバーシップの申し込み）
Internship **application**（インターンシップの申し込み）
Application for scholarship（奨学金の申し込み）
Dorm **application**（入寮申し込み）

◆ その他

Regarding health insurance（健康保険について）
About internet access（インターネット接続について）
Orientation **notification**（オリエンテーションのお知らせ）
Change in my arrival date and time（到着日時の変更）
Reservation **cancellation**（予約のキャンセル）
Medical elective 20XX（20XX 年のエレクティブ）
Immunization requirements（必要とされる予防接種）

✅ 頭語

　日本語の場合と同様、英文メールも相手の名前に敬称をつけて始めます。敬称は相手との関係やその時の状況によって使い分ける必要があります。日本語でもそうですが、英語でも敬称の使い方や相手の名前の呼び方によって、相手に与える印象が変わってきます。以下に幾つかのシチュエーションをあげて解説するので、この機会に理解を深め、自然な書き出しのメールが書けるようにしておきましょう。

▶ 初めてメールを送る相手、改まった間柄の相手

"(Dear) + 敬称 + 相手の姓" を使います。

> **例** Dear Professor William,（ウィリアム教授）
> Dear Dr. Schmidt,（シュミット博士（先生））
> Mr. and Mrs. Lamb,（ラム夫妻）

　敬称は、相手によって変える必要があります。下のチャートを参考にしてください。

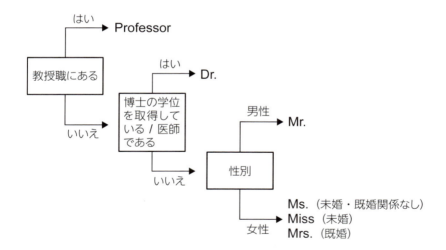

① Professor について

　メールの書き出しに Professor を使った場合、教授（full professor）を指すのが普通です。留学を希望している機関の先生宛てにメールを書く場合は、ホームページなどで職位を確認して、教授宛てには Professor を使い、准教授（associate professor）、助教（assistant professor）、講師（lecturer）など、他の職位にある医師の先生には Dr. を使うようにしましょう。

　一方、欧米（特にアメリカ）では、職位に関わらず大学の先生一般を指すのに professor が用いられることがあります（professor には、「大学の先生」という意味がある）。合わせて知っておきましょう。

②女性の敬称について

　女性の敬称には Ms., Miss, Mrs. などがありますが、近年は未婚・既婚の区別なく使える Ms. が好んで用いられています。もちろん、本人の意向（好み）がわかる場合は、それに合わせた敬称を用います。

③性別がわからない場合

　相手の性別がわからず、かつ Professor, Dr. といった性別に関係のない敬称を用いることができない場合は、Dear ＋ Mr./Ms. ＋ フルネームとしたり、Dear ＋ フルネームとしたりします。Dear ＋ Mr./Ms. ＋ フルネームの方が、Dear ＋ フルネームよりも改まった表現ですが、Mr./Ms. と表記することは、相手の姓がわからないことを文字にして表すことになるため、Dear ＋ フルネームの方を好む人もいるようです。

　姓しかわからない場合は、Dear ＋ Mr./Ms. の後に姓を続けます。

> 例 Dear Mr./Ms. Panai Chulanont,（パナイ・チュラノン様）
> 　　Dear Panai Chulanont,（パナイ・チュラノン様）
> 　　Dear Mr./Ms. Chulanont,（チュラノン様）

④相手の名前と性別がわからない場合

　留学を希望する機関に初めてコンタクトをとる場合などに、担当者の名前や性別がわからないといったケースがあります。そのような時に用いる書き出しの例には、次のようなものがあります。

> 例 Dear Sir or Madam,（拝啓）
> 　　To Whom It May Concern,（関係各位）

5

担当部署や役職名がわかっている場合は、それらを用いて以下のように書きます。

> **例** Dear Medical Elective Team at ABC University,
> 　　（ABC大学　エレクティブご担当者様）
> 　　Dear XYZ University International Committee,
> 　　（XYZ大学　国際交流委員会御中）

◯ ある程度親しい相手

何度かやり取りを重ねて、親しくなった相手には、ファーストネームを使うことがあります。

> **例** Dear Paul,
> 　　Hello Sue,

国や地域などによって、ファーストネームを使うことを好む所とそうでない所があります。相手の様子を見て、それに合わせるようにしましょう。

例えば、"敬称＋姓"で呼び合っていた相手が、メールの最後にフルネームではなく、ファーストネームのみを書くようになったら、「もう少しくだけたやり取りに移行したい」というサインと考えてよいでしょう。こういった場合、相手に倣ってメールの最後の自分の名前をファーストネームにすると、次回から先方が"Dear 敬称＋姓"ではなく、"Dear ファーストネーム"で呼んでくることがよくあります。

✓ 本文

伝えたい事柄を相手にスムーズに理解してもらうために、さらには気持ちよく読んでもらうために、気を付けておきたい書式上のポイントがいくつかあります。

● **改行**を入れながら書く

受信側のメールソフトの設定によっては、自動で改行されないことがあります。そうすると横長に延々と行が続く読みにくいメールになってしまいますので、メールを作成する時には、適宜改行をいれましょう。単語の長さなどにもよりますが、1行あたり12〜15単語程度にすると良いでしょう。

● 段落をつくる

　ひとつの段落についてひとつの主題（トピック）を入れ、トピックが変わる時は段落を変えます。段落と段落の間に１行空白のスペースを空けると、見やすくなります。この場合、インデント（段落のはじめの字下げ）は必要ありません。

● スペル・チェックをかけてから送信する

　世界の英語使用者は、ネイティブよりもノンネイティブの方が多い時代です。そうは言っても、できれば相手が読みやすい英文でメールを書きたいものです。送信前に少なくともスペルの間違いがないかについて、確認してから送りましょう。多くのメールソフトにはスペル・チェック機能がついていて、簡単に使えます。

　また、重要度の高いメールについては特に、受け手に与える印象に気を配りたいものです。ここで注意していただきたいのは、**スペルのバリエーションの統一**です。例えば、スペル自体は間違っていなくても、イギリス式とアメリカ式のスペルが混在していると、読み手のスムーズなフローを妨げてしまうことがあります。そこで、英文メールを書くことに慣れていなかったり、重要なメールを作成したりする場合には、いったんワープロソフトで作成し、英語のバリエーション（例：イギリス英語）を指定してスペル・チェックをかけると良いでしょう。

　＊「イギリス英語とアメリカ英語のスペルの違いの例」も参考にしてください。

● 重要度の高いメールは、**ネイティブ・チェック**を検討する

　留学受け入れを左右するような、重要なメール（書類）は、ネイティブ・チェックを利用することも検討しましょう。校正サービスに出すのも良いですが、知り合いにネイティブ・スピーカーがいれば、頼んでみるのも良いでしょう。その場合、もし直接会ってコメントをもらえるようなら、提示された修正案をそのまま受け入れるのではなく、修正の理由を聞くようにしましょう。自分の英文の何が問題だったかを確認することによって、英語の文章の書き方への理解が深まり、英語を書く力を伸ばすことにつながります。

　英文メールの本文は、**書き出し＋主文＋結び**の３つで構成されています。以下に、書き出し、主文、結びのそれぞれについて簡単に説明します。また、書き出しと結びについては、ある程度パターンの決まった言い回しがあるので、例を示しておきます。

1章　メールの基本

✴ イギリス英語とアメリカ英語のスペルの違いの例 ✴

◆ 単語の最後の「our」と「or」

イギリス英語	アメリカ英語
honour（名誉・栄誉 [を授ける] 尊敬 [する]）	honor
labour（労働、陣痛）	labor

◆ 単語の最後の「re」と「er」

イギリス英語	アメリカ英語
centre（センター、中心 [の] [に置く] [となる]） fibre（繊維、線維） meagre（やせた、不十分な）	center fiber meager

◆ 単語の最後の「ce」と「se」

イギリス英語	アメリカ英語
licence 名詞（免許、許可） license 動詞（許可する、免許状を与える） practice 名詞（実行、行為、練習、医師・弁護士の業務） practise 動詞（実行する、練習する、医学・法律などに職業的に従事する、開業する）	license 名詞 動詞 practice 名詞 動詞

◆ 単語の最後の「se」と「ze」

イギリス英語	アメリカ英語
analyse（分析する） hypothesise（仮説を立てる、仮定する） paralyse（麻痺させる）	analyze hypothesize paralyze

◆ ギリシャ語がルーツの語の「ae」「oe」と「e」

イギリス英語	アメリカ英語
anaemia（貧血） anaesthesia（麻酔 [学]） diarrhoea（下痢） foetal（胎児の） gynaecology（婦人科 [学]） leukaemia（白血病） oesophagus（食道） oestrogen（エストロゲン） orthopaedics（整形外科 [学]） paediatrics（小児科 [学]）	anemia anesthesia diarrhea fetal gynecology leukemia esophagus estrogen orthopedics pediatrics

❯ 書き出し

時と場合に合わせて**自己紹介、挨拶、メールのお礼、謝罪、メールの用件**など
を述べます。メールの**目的を端的**に示して、読み手の関心を引き付けられるよう
にしましょう。

> **書き出しの 例**
>
> My name is Tomomi Baba, and I am a fifth-year medical student
> at XYZ University in Tokyo, Japan.
> （私の名前は馬場知美で、日本の東京にある XYZ 大学の医学部 5 年
> 生です。）
>
> I am writing to request information regarding the graduate medi-
> cal program at WXY University.
> （WXY 大学の卒後医学教育プログラムの情報をいただきたく、ご連
> 絡しています。）
>
> I would like to apply for the Clinical Clerkship program at PQR
> University Hospital.
> （PQR 大学病院のクラークシップ・プログラムへの申し込みをした
> く思っています。）

❯ 主文

主文はメールの中心となる部分で、メールで一番言いたい事柄を書きます。用
件によって書く内容が変わってくる部分になりますが、用件に関わらず、主文を
書く際に注意して欲しいことが 2 点あります。

● **最初に結論を書き、その後にその理由や経緯を述べる**ようにする。

　これはメールに限らず英語での文章全般に言えることですので、英語で何か
を書くときには常に、結論（主題）→理由・経緯などの詳細の構造を頭に置い
ておくようにしましょう。

● **リスペクトを示しつつも、自信があることをアピールする**よう心がける。

　日本語で目上の方にメールを書く場合などは、自分にまだ足りない点がある
ことを述べて謙虚さを表したり、へりくだった表現を使って相手を持ち上げた
りするものですが、英語ではこの手法はあまり効果的ではありません。むし
ろ、自分に自信のない人、または事によると能力のあまり高くない人だという

9

1章　メールの基本

印象を与えてしまうことがあります。丁寧な表現を使うことは大事なことですが、自分を低く見せる必要はありません。自信のあるポイントや、自分が先方に貢献できるポイントなど、アピールできる所は、積極的かつ明示的に表現して、相手に自分の良さをわかってもらえるようにしましょう。

　　主文は用件に合わせて自分で英文を組み立てる必要がありますが、本書では第2章以降に、さまざまなシチュエーションを想定して、メールの文例をあげておきました。必要に応じてアレンジして使用してください。

❯ 結び

　メールを締めくくる部分で、**用件の確認、念押し、対応を促す**などの働きをします。

結びの 例

I appreciate your kind consideration.
（ご検討どうぞよろしくお願い致します。）

I look forward to your reply.
（ご返信お待ちしております。）

Thank you very much for your help with this matter.
（この件に関して、あなたのご助力に感謝します。）
［お礼のメールの他、依頼のメールの結びにも使える］

10

✅ 結語

日本語で「敬具」「敬白」「草々」などにあたります。結語も、相手との間柄や状況などに合わせて使い分けます。また、フォーマルさの度合いを頭語と合わせることによって、メール全体が同じようなトーンになるようにします。

> **結語の 例**
>
> ● フォーマル（初めてメールを送る相手、改まった間柄の相手）
> Very truly yours,
> Respectfully yours,
> Sincerely yours,
> Sincerely,
>
> ● フォーマルとインフォーマルの中間（何度かやりとりした相手の他、同僚や友人にも使える便利な表現）
> Best regards,
> Kind regards,
> Thank you,（依頼のメールに使用）
>
> ● インフォーマル（親しい相手）
> Take care,
> Have a nice day.
> Thanks,

11

✅ 署名

メールの最後には自分の姓名を書きます。親しい間柄ではファーストネームだけを書く場合もあります。メール全体のフォーマルさの度合いと合った署名にしましょう。

メールソフトには署名欄を自動で挿入してくれる機能があります。署名欄には自分の姓名に続けて学位、所属機関や部署、所属する機関の住所、電話番号、メールアドレス、ホームページのURLなどの情報を入れます。**署名欄をうまく使うこと**で、自分のことを**相手に知ってもらい**、**アピール**することができます。

署名欄の 例

```
******************************************
Yuta Kato, M.D., Ph.D.
Department of Internal Medicine
ABC University Hospital
3-2-1, Hongo, Bunkyo-ku, Tokyo
123-4455  JAPAN
Phone: +81-3-6789-1386
email: yu-kato@abc-uni.ac.jp
http://yutakato.com
******************************************
```

- 部署（内科）→所属機関（ABC大学付属病院）と、小さいもの（くくり）から大きいものの順に書く。
- 電話番号に国番号（81）をつけてあげると親切。市外局番の最初のゼロも取っておく。
- 誰にでも自由に作成できるフリーメールアドレスでなく、所属機関のメールアカウントなどを使用する方が望ましい。
- 個人や所属機関（部署）のホームページがあれば載せてもよい。自分のことを知ってもらえるきっかけにできる。

なお、先方からメールをいただいたら、タイムリーな返信を心がけましょう。一般的に日本人同士のメールのやりとりだと、おおよその目安として24時間以内に返信することが多いようです。海外とのやりとりの場合も、その程度を考えておけばよいでしょう。

もちろん、外国と日本の間には時差がありますので、やりとりには少し時間がかかることがあるかも知れません。また、こちらはすぐに返信しているのに、先方からの反応がなかなかない…といったケースもよく耳にします。先方からの返事が来ない時の対処方法については、第2章で文例をあげますので、必要になったときには参考にしてください（☞ p.56）。

2章

留学希望先への問い合わせ（渡航前）

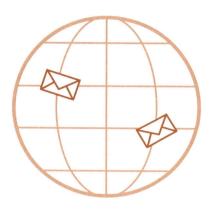

PASSPORT

　この章では、留学への第一歩として、留学希望先の機関へ問い合わせをするメールをとりあげます。留学といっても様々なものがあるため、複数の留学形態の複数の場面を想定して文例をあげ、解説を加えてあります。文例を参考に、自分の状況に合わせてアレンジするなどして使ってください。

1 受け入れ可能か尋ねる

1 既存のプログラムがある場合

留学希望先に対し、既存のプログラムへの受け入れが可能か問い合わせます。
メールの本文では、まず自己紹介をしてから、用件を切り出します。

文例 1 **Subject: Inquiry regarding the Palliative Care Clerkship program**

Dear Dr. JV Mesureur,

My name is Eri Inoue, a fifth year medical student at Hongo University, Tokyo Japan. I am writing to express my interest in your Palliative Care Clerkship offered at Notre Dame University in February or March 20XX.

My email is to inquire if you have an opening available in either of the February or March periods. Also, I would appreciate guidance in proceeding in this matter and specifically, obtaining the required Clerkship Director approval.

I'd appreciate your help in this matter.

Yours sincerely,
Eri Inoue

****
　　Eri INOUE（Ms.）
　　School of Medicine
　　Hongo University
　　e-inoue@hongo.ac.jp
****

1. 受け入れ可能か尋ねる ▶ 1. 既存のプログラムがある場合

文例 1　件名：緩和ケアのクラークシップに関する問い合わせ

メズルール JV 先生

　井上絵里と申します。日本の東京の本郷大学の医学部 5 年生です。ノートルダム大学で 20XX 年の 2 月または 3 月にオファーされる緩和ケアのクラークシップに興味があり、連絡させていただいています。

　2 月または 3 月のクラークシップに、空きがあるかお尋ねしたく、メール致しました。また、手続きについて、特に参加要件であるクラークシップ・ディレクターの承認を得る手続きについてのご教示をいただけますと幸いです。

　どうぞよろしくお願い申し上げます。

　井上絵里

Useful Expressions

☐ I am writing to express my interest in ~
　「～に興味があり、連絡させていただいております。」
☐ My email is to ~
　「～するためにメールしました。」
☐ I would appreciate ~
　「～をありがたく思います／感謝します。」（依頼の場面で）
　➔「（～していただけると）幸いです。」

📖 appreciate の使い方パターン　依頼表現

★ **would appreciate ＋ 名詞 / ~ing**
　《e.g.》I would appreciate guidance in ~　「～のご指導をいただければ幸いです。」
　　　　I would appreciate receiving confirmation.
　　　　　「確認をいただけますと幸いです。」
★ **would appreciate（it）if S ＋ could ＋ V ~**
　《e.g.》I would appreciate（it）if you could send me ~
　　　　　「～をお送りいただけますと幸いです。」

Words & Phrases

❯ opening　「空き」　❯ approval　「承認」

15

2章　留学希望先への問い合わせ（渡航前）

文例 2 **Subject: Inquiry about training**

Dear Dr. David Ryan,

My name is Makoto Kato, a second year medical student of Yokohama University in Japan. I am in the process of planning my basic medical electives. I would like to spend three months in your laboratory at the Immunotherapy Center of Michigan General Hospital to obtain insight into the progress and development of new technology and its impact on medicine. I have found on your institute's website that you offer medical undergraduates opportunities to work as part of a research team.

I am very much interested in immunotherapy and would like to learn more about the discipline, for example, the development of immunotherapies against cancers. I am aware that your lab is working on several projects on immunotherapies against cancers and thus I believe it is the ideal place to broaden and deepen my knowledge and experience in this area.

I would much appreciate it if you could provide me with further information on the application process.

Kind regards,
Makoto Kato

****

    Makoto Kato（Mr.）
    School of Medicine
    Yokohama University
    mkato@yokohama-u.ac.jp
****

1. 受け入れ可能か尋ねる ▶ 1. 既存のプログラムがある場合

文例 2　件名：研修についての問い合わせ

デイヴィッド・ライアン先生

　加藤　誠と申します。日本の横浜大学の医学部 2 年生です。（自分の履修する）基礎医学の選択実習の計画をすすめているところです。ミシガン総合病院の免疫療法センターの先生のラボにて 3 ヵ月間研修させていただき、新しい技術の進化・発展と、それらが医学に与える影響について、見識を得たいと考えております。貴センターのホームページを拝見して、医学部生が研究チームの一員として研修する機会を提供していらっしゃることを知りました。

　私は免疫療法に大きな関心を持っており、この分野について、例えば癌に対する免疫療法の発展についてなどを更に学びたいと考えております。先生のラボでは、癌に対する免疫療法のプロジェクトをいくつも進めていらっしゃり、したがって先生のラボは、この分野における知識と経験を広げかつ深めるのに理想的な場所だと確信しております。

　応募の手順についての詳しい情報をいただけますと幸いです。

　加藤　誠

Useful Expressions

☐ I am in the process of ~
「~の過程 [進行中・最中・途中] です。」「~のプロセスを進めているところです。」
☐ I believe XX is the ideal place to ~
「XX は、~するのに理想的な場所だと確信しております。」

Words & Phrases

◯ obtain insight into ~　~についての見識を得る
◯ impact on ~　~への [に対する] 影響

📝 所属、出身を表す前置詞 at, of, from

at –　I am a third year medical student at ABC University.
of –　I am a third year medical student of ABC University
　　　「ABC 大学の医学部 3 年生」at, of はこれらの文の中で、ほぼ同義で使われる。
from –　I am a third year medical student from ABC University.
　　　「（留学生などで、もともとは）ABC 大学からの学生」というニュアンスが出る。

17

2章　留学希望先への問い合わせ（渡航前）

2 既存のプログラムがない場合

希望先病院や大学などに、既に存在する留学生向けプログラムはないが、自分を受け入れてもらえないかを問い合わせる場合があります。既存のプログラムがないところへ受け入れを打診するわけですから、自分がその機関に留学を希望している理由（相手の機関の特徴や研究内容に興味がある点）を述べてアピールする必要があります。

文例3　**Subject: Inquiry about possible observership**

Dear Sir/Madam,

My name is Mayumi Iso and I am a third year medical student at Hongo University in Japan. I would like to be an oncologist, more specifically a radiation oncologist. I am very interested in pursuing an observership at Seinajoki University Cancer Center, as the institution is one of the best cancer hospitals in the world. I recognize your university does not regularly offer an observership program for visitors, however, I would love to know if there is any possibility that your university might accept a visiting student for a period of two to four weeks as an observer. I would be happy to arrange my own accommodation, and can assure I will not make any administrative demands on your department. I will be available any two or four weeks between July 20 and September 5.

Pursuing an observership program at Seinajoki University Cancer Center has been my dream since I became interested in radiotherapy because of your reputation in leading the sector in technological development and patient care. Clinical shadowing experience with physicians and nursing staff at your university would be a perfect opportunity to be exposed to the world of oncology. I would appreciate your consideration of this inquiry/request and look forward to hearing back soon. Please do not hesitate to contact me if you require any further information to reach your decision.

18

1. 受け入れ可能か尋ねる ▶ 2. 既存のプログラムがない場合

Thank you in advance for your time,
Mayumi Iso
****
　　Mayumi Iso (Ms.)
　　School of Medicine
　　Hongo University
　　mayuiso@hongo.ac.jp
****

文例 3　件名：オブザーバーシップについての問い合わせ

ご担当者様

　磯真由美と申します。日本の本郷大学の医学部 3 年生です。腫瘍医、より具体的に申しますと放射線腫瘍医を目指しております。セイナヨキ大学癌センターは、世界で最も優れたがん専門病院のひとつであり、貴機関でのオブザーバーシップに大変興味を持っております。セイナヨキ大学では、学外向けのオブザーバーシップ・プログラムを定期的に設けていないことは承知しておりますが、オブザーバーとして 2〜4 週間の期間で、外部の学生を受け入れていただける可能性はございますでしょうか。もちろん、宿泊施設は自分で手配し、貴部署に事務的な負担をかけないようにいたします。私は 7 月 20 日から 9 月 5 日の期間であれば、どの（いつから始まる）2 週間または 4 週間でも空いております。

　技術開発と患者管理の分野で卓越した評価の得ているセイナヨキ大学癌センターでの見学プログラムで実習をすることは、放射線療法に興味を持って以来の私の夢です。貴大学で医師や看護師についてシャドウイング実習を経験できることは、腫瘍学の世界に触れる申し分のない機会になると考えます。この件（問い合わせ・要望）についてご検討いただき、ご回答いただけますと幸いです。審議にあたって追加の情報が御入用でしたら、どうぞご遠慮なくご連絡ください。

　磯真由美

2 章　留学希望先への問い合わせ（渡航前）

Useful Expressions

☐ I would love to know if there is any possibility that S ＋ might ＋ V ~
　「～の可能性が少しでもあるかを、ぜひとも知りたいです。」
☐ I would be happy to V ~
　「喜んで [もちろん] ～いたします。」
☐ I will be available between ~ and ...
　「～と…の間、空いています。」

Words & Phrases

◦ more specifically　「もっと正確に言えば、具体的に言えば」
◦ pursue ~　「～を追う、追い求める」、「(仕事・研究) に従事する」、「(コースなど) を進む」
◦ (clinical) observership　「(クリニカル・) オブザーバーシップ」見学型の臨床実習。(clinical) shadowing, shadowing-only (rotation) とも呼ばれる。

🖐 pursue について

　pursue ~ には「～を追う、追い求める」から、「(仕事・研究等) に従事する、実行する、続ける」「(コースなど) を進む」などの意味があります。pursue には、単に何かに従事したり、何かを続けたりするのではなく、目的や目標を追い求めて進むというニュアンスがあると知っていれば、理解しやすいでしょう。
　このような意味合いから pursue は、海外留学の場面で良く使われる単語なので、ぜひ覚えておきましょう。
　《e.g.》 I am planning to **pursue an elective experience** abroad.
　　　　　「海外でエレクティブ (として実習すること) を計画している。」
　　　　 I have decided to **pursue a** doctoral **degree**.
　　　　　「博士課程に取り組む [で学ぶ] ことにした。」

1. 受け入れ可能か尋ねる ▶ 2. 既存のプログラムがない場合

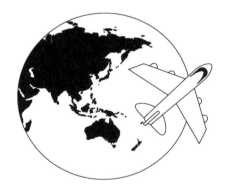

2章　留学希望先への問い合わせ（渡航前）

文例 4　Subject: Inquiry regarding postdoctoral position

Dear Professor Ema Ryan,

My name is Tomoki Tanaka and I am in the third-year of my Ph.D. course at Kitami University in Hokkaido, Japan. Next year, I'll be obtaining a Ph.D. degree, and I have been searching for a postdoctoral position in the United States. I am particularly interested in the possibility of joining your laboratory team.

At Kitami University, I have been studying the functional roles of cells in living systems, and through my research here I became especially interested in visualization of cellular functions. Therefore, your lab would be an ideal place for me to explore further in this subfield. I would appreciate it if you could let me know if you have any plan to accept postdoctoral researchers in the autumn next year?

I have published three papers in refereed journals as first author, and attached them to this email along with my CV.

Yours respectfully,
Tomoki Tanaka

****
　　Tomoki TANAKA, M.D.
　　Graduate School of Medicine
　　Kitami University
　　t-tanaka@kitami-u.ac.jp
****

1. 受け入れ可能か尋ねる ▶ 2. 既存のプログラムがない場合

文例 4 件名：ポストドクターのポジションについてお尋ね

エマ・ライアン教授

　田中智樹と申します。日本の北海道の北見大学博士課程 3 年に在籍しております。来年博士号を取得する予定で、アメリカでポストドクターのポジションを探しております。ライアン教授のラボメンバーに加われる可能性があるかに大きな関心を持っております。

　北見大学では、生命システムにおける細胞の機能的役割を研究しており、この研究を通じて細胞の機能の可視化に特に興味を持つようになりました。この分野を更に探究するのに、先生のラボは私にとって理想の場所です。来年の秋に、（先生のラボに）ポスドク研究員を受け入れるご予定があるかをお知らせいただけますと幸いです。

　私はこれまでに、第一著者として 3 本の論文を査読付き学術雑誌に発表いたしました。（それらの論文を）このメールに CV と共に添付いたします。

田中智樹

Useful Expressions

☐ Your lab would be an ideal place for me to ~
　「あなた（先生）のラボは、私が～するのに理想的な場所です。」
☐ I have published three papers in/on ~ （学術雑誌名など）
　「（これまでに）～に 3 本の論文を発表しました」
　＊on ~ として～の部分にトピックを持ってくる用法もある
　　a paper on ~「～についての論文」

Words & Phrases

● refereed journal 「査読付き論文」
● first author 「第一著者」
● CV 「履歴書」curriculum vitae の略語。

2章　留学希望先への問い合わせ（渡航前）

留学先を決める前に、ラボを見学に訪れるということもあります。以下は研究室訪問を打診する文例です。

文例 5　**Subject: Visit to your lab**

Dear Professor Ema Ryan,

My name is Kana Wakita and I am in my first-year in a doctoral course at Kamogawa University, Kyoto, Japan. I am interested in cellular neuroscience and currently investigating alternative therapy for glioma in Professor Ohno's lab at Kamogawa University.

I am planning to travel to the United States during the semester break early next year and am wondering if I could pay a visit to your laboratory early January. I am thinking about traveling the western United States from January 5th to January 9th. Professor Ohno, my supervisor, strongly encouraged me to visit your laboratory. I would be grateful if I could have an opportunity to see you and your lab members and understand a bit more about your academic work and its impact on medicine.

I am looking forward to hearing from you.

Sincerely yours,
Kana Wakita

****
　　Kana WAKITA, M.D.
　　Graduate School of Medicine
　　Kamogawa University
　　kanawaki@kamogawa.ac.jp
****

1. 受け入れ可能か尋ねる ▶ 2. 既存のプログラムがない場合

文例 5 件名：ラボの訪問について

エマ・ライアン教授

　脇田佳奈と申します。日本の京都の鴨川大学博士課程 1 年に在籍しております。細胞神経科学に興味を持っており、現在は鴨川大学の大野研究室にて、神経膠腫の代替療法を研究しております。

　私は来年の始めの大学院の休み期間にアメリカへ行く予定でおり、1 月の初めに先生の研究室にお邪魔できないかと思っております。1 月 5 日から 9 日の間でアメリカ西部をまわろうと考えております。私の指導教官の大野教授が先生のラボを訪問することを強く奨励してくださいました。先生と先生のラボメンバーにお目にかかって、みなさまのご研究と、ご研究が医学へ与える影響について理解を深める機会をいただけましたら、ありがたく存じます。

　お返事をお待ちしております。

　脇田佳奈

Useful Expressions

☐ I am wondering if S + could + V ~
　「S が V できないだろうかと思う」
　「V していただけませんか」（丁寧な依頼表現）
　《e.g.》 I am wondering if you could give some comments on the draft of my paper.
　　　　「私の論文の草稿にコメントをいただけないかと思っているのですが。」
☐ I would be grateful if S + could + V ~
　「S が V できたらありがたく思う。」（丁寧な依頼表現）
　《e.g.》 I would be grateful if you could let me know more about the position.
　　　　「そのポジションについて、更にお知らせいただけますとありがたく存じます。」
　《e.g.》 I would be grateful if I could see you in person.
　　　　「直接お目にかかれましたらありがたく存じます。」

Words & Phrases

● pay a visit to ~ 　「～を訪問する」

2 申請書類の送付

1 問い合わせを経て書類送付をする場合

留学希望先が決定したら、必要書類を準備しますが、この過程でいくつか問い合わせが必要になる場合があります。ここでは、送付物や書類が整わない時などの問い合わせを経て、申請書類の送付をする場合の文例をあげます。

a 問い合わせ（書類等が整わない）

文例6 **Subject: Application for clinical observership program**

To whom it may concern,

I am Haruka Ando from University of Shikoku. I wish to apply for the clinical observership program at the Advanced Reproductive Medicine Research Centre at Routledge University because you are one of the leaders in the discipline.

According to the instructions on your website, an applicant is required to send a 30-pound cheque as an application fee payable to Routledge University. However, it is very difficult to issue a personal bank cheque in Japan and therefore I would appreciate it if you could accept an alternative means of payment. I am in the process of getting relevant documents and items ready and wondering if you can accept a postal money order or electronic transfer instead of a cheque.

Sincerely,
Haruka Ando

****

    Haruka Ando
    M.D. Candidate, Class of 20XX
    University of Shikoku
    haruando@shikoku.ac.jp
****

2. 申請書類の送付 ▶ 1. 問い合わせを経て書類送付をする場合 ▶ a 問い合わせ（書類等が整わない）

文例 6 件名：オブザーバーシップ・プログラムへの申し込みについて

関係各位

　四国大学の安藤春香と申します。医学分野を先導する大学のひとつである、ラウトレッジ大学高度生殖医療リサーチセンターでのオブザーバーシップ・プログラムに応募したいと考えております。

　ホームページを拝見したところ、応募者は出願料としてラウトレッジ大学あての 30 ポンドの小切手を送る必要があるとあります。しかし日本では個人が銀行小切手を振り出すのは難しいため、別の支払い方法をお認めいただけないでしょうか。現在、（応募）関係書類等を準備しているところですが、小切手の代わりに郵便為替か電信送金を受け入れていただけませんでしょうか。

　安藤春香

Words & Phrases

○ leader in the discipline 「分野の先導者」
　＊leading（形）「先導する」、「一流［一級、一位］の」もよく使われるので、合わせて覚えておくと良い。
　《e.g.》
　　leading university「一流大学」
　　leading educational institution「一流の教育機関」
　　world-leading institution「世界を代表する［世界トップレベルの］機関」
○ cheque payable to ~ 「～宛て小切手」cheque は英つづり。米では check とつづる。
○ issue a bank cheque 「銀行小切手を振り出す［発行する］」
○ means（s がついているが**単数**）「手段、方法」
○ relevant documents 「関係書類」
○ electronic transfer 「電信送金」銀行口座振込（電信扱い）のこと。

27

2章　留学希望先への問い合わせ（渡航前）

文例 7　**Subject: Application documentation for the training**

Dear Ms. Gloria Martin,

I am writing to ask questions regarding two documents required for my application for the training program at the Immunotherapy Center.

1. Proof of immunization
I have my proof of immunization issued at my university hospital here in Japan, but an English version is not available. Would it be OK if I translate the results into English and attach it to the original/formal document?

2. Personal health insurance
The policy of personal health insurance is currently not available; however, I will definitely be able to provide it 60 days prior to the beginning of the training. I hope this is not a problem; if you are unable to process my application without it, please let me know.

Thank you very much for your help.

Kind regards,
Makoto Kato

****
　　Makoto Kato（Mr.）
　　School of Medicine
　　Yokohama University
　　mkato@yokohama-u.ac.jp
****

2. 申請書類の送付 ▶ 1. 問い合わせを経て書類送付をする場合 ▶ a 問い合わせ（書類等が整わない）

文例 7　件名：研修の申し込み書類について

グロリア・マーティン様

　免疫療法センターでの研修プログラムへの申し込みに必要な書類 2 通について
いてお尋ねしたく、連絡しています。

1. 予防接種証明書
　私の所属する日本国内の大学の附属病院から発行された予防接種証明書が
ありますが、英語版がありません。抗体検査の結果を私が英訳して原本に
添付してもよろしいでしょうか。

2. 個人健康保険
　現在の時点では個人健康保険の証書がありませんが、研修開始の 60 日前に
は必ず提出することができます。それで問題ないでしょうか。もし個人健康
保険の書類がなくては、（研修への）申し込み手続きが進められないようでし
たら、お知らせください。

　どうぞよろしくお願い致します。

　加藤　誠

Useful Expressions
□ Would it be OK if S + V ~ ?
　「S が V してもよろしいでしょうか。」

Words & Phrases
● prior to ~　「～の前に、先だって」
　《e.g.》prior to registration　「登録に先だって」
　《e.g.》prior to my arrival　「到着前に」
　《e.g.》one month prior to departure　「出発 1 ヵ月前に」
● process application　「申し込みを処理する ➜ 申し込み手続きを進める」

29

❶ 申請書送付

問い合わせをして書類が整ったら、いよいよ応募書類の送付です。以下の例文は、2つ前の安藤春香さんとラウトレッジ大学の事務担当者とのメールのやりとりの続きです。

文例 8 **Subject: Re: Application for clinical observership program**

Dear Jenifer,

Thanks to your help, I am now ready to send my application. Please find the following documents attached to this email:

- application form
- passport copy
- letter of recommendation
- proof of immunization （English translation）
- proof of English language proficiency
- health examination certificate

If you require any additional information, please let me know.
Thank you so much and I look forward to hearing from you.

Best regards,
Haruka

****
　　Haruka Ando
　　M.D. Candidate, Class of 20XX
　　University of Shikoku
　　haruando@shikoku.ac.jp
****

何度かメールのやりとりを重ねていくと、相手との関係が親しみのあるものになってくる場合がよくあります。最初から慣れ慣れしいのは問題ですが、相手がこちらに親しみを示してきているのに、硬い表現を崩さないのも問題です。相手の言葉の使い方など、出方をみて、フォーマリティーを調整しましょう（詳細は第1章参照）。

2. 申請書類の送付 ▶ 1. 問い合わせを経て書類送付をする場合 ▶ b 申請書送付

文例 8　件名：Re: オブザーバーシップ・プログラムへの申し込みについて

ジェニファーさん

　おかげさまで応募の準備が整いました。このメールに添付して以下の書類をご確認ください。

- 申込書
- パスポートのコピー
- 推薦状
- 予防接種証明書（英語訳）
- 英語能力の証明資料
- 健康診断書

　他に追加で必要なものがありましたら、お知らせください。
どうぞよろしく。返信お待ちしています。

春香

Useful Expressions

☐ Please find ~ attached to this email.
「このメールに添付した～をご確認ください。」

> 📋 ファイルをメールに添付したときは、その旨を本文で知らせてあげるのが親切です。資料を添付したとき使える定型表現にはいくつかあります。
>
> ・ Please see the attached file. 「添付ファイルをご覧ください。」
> ・ Please find enclosed the following documents. 「同封［添付］した以下の書類をご確認ください。」
> ・ I have attached a document/file. 「書類／ファイルを添付しました。」
> ・ Please refer to the attached document/file. 「添付した書類／ファイルをご参照ください。」
> ・ The attached document/file includes ~ 「添付の書類／ファイルには～があります。」

Words & Phrases

◉letter of recommendation　「推薦状」recommendation letter も同じ。
　＊留学、就職などの文脈では、letter of reference / reference letter も（「紹介状」ではなく）「推薦状」の意味で使われる。
◉proof of immunization　「予防接種証明書」

31

2章　留学希望先への問い合わせ（渡航前）

何度か問い合わせをして書類が整ったら、いよいよ応募書類の送付です。

文例9　**Subject: Re: Application documentation for the training**

Dear Gloria,

Thank you very much for your help with my application process. Please find enclosed the following documents required for application:

- application form
- transcript
- pledge
- letter of recommendation
- proof of immunization (English translation)
- proof of English language proficiency
- health examination certificate

As I mentioned previously, I will provide personal health insurance 60 days before the start of the training. I believe everything is in order, but if you need any additional information, please let me know.

Kind regards,
Makoto

****
　　Makoto Kato (Mr.)
　　School of Medicine
　　Yokohama University
　　mkato@yokohama-u.ac.jp
****

2. 申請書類の送付 ▶ 1. 問い合わせを経て書類送付をする場合 ▶ b 申請書送付

文例 9 　件名：Re: 研修の申し込み書類について

グロリアさん

　応募手続きについてお世話になり、大変ありがとうございました。応募に必要な以下の書類を添付いたしますので、ご確認ください。

- 申込書
- 成績証明書
- 誓約書
- 推薦状
- 予防接種証明書（英語訳）
- 英語能力の証明資料
- 健康診断書

　前にお知らせしたように、健康保険（に関する書類）については研修開始60日前に提出します。全て整っていると思いますが、もし追加の情報が必要であれば、お知らせください。

　誠

Useful Expressions

☐ Everything is in order.
　「全てが整っている。準備万端である。」
　＊文脈によって、「万事整っている」、「整然としている」、「万事順調である」、「準備万端である」などと訳す。
　＊ good や perfect を入れて、万事が整っていることを強調することもできる。
　Everything is in good order.
　Everything is in perfect order.

Words & Phrases

▸transcript 　「学業成績証明書」
▸pledge 　「誓約書」

2章　留学希望先への問い合わせ（渡航前）

2 初めて送るメールが応募のメールの場合

定期的に留学生を受け入れる体制が整っている機関における既存のプログラムへの応募であっても、どうして応募先での実習や見学を希望しているのかの理由を、簡単で良いので書くようにしましょう。

文例 10　Subject: **Elective** application

Dear Sir or Madame,

My name is Maki Naruse and I am a fifth year medical student from Sakura University of Medicine in Chiba, Japan. I would like to apply to do my elective at Budapest University Hospital next year (March/April 20XX). I am interested in learning about the patient-doctor relationship under a healthcare system different from the Japanese one. I have attached the required documents as instructed on the website. Please let me know if anything else is needed.

Thank you very much for your help and look forward to hearing from you.

Sincerely yours,
Maki Naruse

****
　　Maki NARUSE (Ms.)
　　Sakura University of Medicine
　　narusem@sakura.ac.jp
****

2. 申請書類の送付 ▶ 2. 初めて送るメールが応募のメールの場合

文例 10 件名：エレクティブへの応募

ご担当者様

　成瀬麻紀と申します。日本の千葉の、さくら医科大学5年生です。来年（20XX年3月または4月）の、ブダペスト大学附属病院でのエレクティブに応募したいと考えております。日本とは異なる医療制度のもとでの、患者さんと医師の関係について学ぶことに興味を持っています。ホームページの指示に沿って、必要書類を添付しました。他に何か必要なようでしたら、お知らせください。

　どうぞよろしくお願い致します。ご連絡をいただけるのを楽しみにしております。

　成瀬麻紀

Useful Expressions

☐ Please let me know if anything else is needed.
　「もし他に何か必要であれば、お知らせください。」
　＊類似した表現として以下のような言い方もできる。
☐ Please let me know if you need any additional information. （文例9参照）
　「もし追加の情報が必要であれば、お知らせください。」

Words & Phrases

⦿ (visiting) elective 「選択実習、エレクティブ」visiting rotation, away rotation, (clinical) clerkship （p.47参照）とも呼ばれる。
⦿ under a healthcare system different from ~ 「~と異なる医療制度のもと」
⦿ as instructed on the website 「ホームページに指示されているように」
　➔ 「ホームページの指示に沿って」

35

2章　留学希望先への問い合わせ（渡航前）

> 事前の問い合わせなしに、はじめて送るメールが応募書類の送付というケースもあります。その場合は、自己紹介をしてから用件をきりだします。

文例 11　Subject: Application for a post-doctoral position

Dear Professor Kaurismäki,

My name is Akiyo Yamamoto. I am a Ph.D. student at Yayoi University in Kumamoto, Japan. We met previously at the World MedEd conference in Toronto in 20XX. Presently, I am in the final year in my Ph.D. course and expect to obtain a Ph.D. degree in Medical Anthropology in March, 20XX.

I saw an advertisement of post-doctoral position in your laboratory on the website of Center for Medical Education at Tampere University. I am very interested in many of your ongoing research projects, including flipped teaching, wellbeing of patients and medical personnel, and peer learning and evaluation. Actually, I presented on a topic of collaborative learning in a flipped classroom at World MedEd conference this summer and am hoping to continue working on a project related to flipped classroom and/or peer cooperation in a classroom.

I believe my experience in research in this discipline and my enthusiasm for medical education would make me a valuable addition to your research team.

I have attached relevant documents. I would appreciate it if you could consider my application.

Yours respectfully,
Akiyo Yamamoto

```
******************************
    Akiyo Yamamoto, M.D.
    Graduate School of Medicine
    Yayoi University
    akiyo-yama@yayoi.ac.jp
******************************
```

2. 申請書類の送付 ▶ 2. 初めて送るメールが応募のメールの場合

文例 11 件名：博士研究員のポジションへの応募

カウリスマキ教授

　山本明代と申します。日本の熊本の弥生大学博士課程に所属しております。以前、20XX 年にトロントで開催された World MedEd 大会でお目にかかりました。現在、私は博士課程の最終年度に在籍しており、20XX 年 3 月に医療人類学の博士号を取得する予定です。

　タンペレ大学の医学教育センターのホームページにて、先生のラボでの博士研究員募集広告を拝見しました。私は反転授業、患者さんと医療従事者の幸福、ピア・ラーニングとピア評価など、先生のラボで進行中の研究プロジェクトの多くに非常に興味があります。私自身、今年の夏の World MedEd で、反転授業における協働学習の題目で発表をおこない、今後も継続して反転授業や教室内の学習者同士の協力に関する研究プロジェクトに取り組めたらと思っております。

　私にはこの分野における研究の経験ならびに医学教育への熱意があり、先生の研究チームの貴重な新メンバーになれるだろうと確信しております。

　応募関係書類を添付させていただきましたので、ご検討いただけますと幸いです。

　山本明代

Useful Expressions

☐ We met previously at ~
　「以前〜でお会いしました。」
☐ I expect to obtain a Ph.D. degree in ~
　「〜（分野）で博士号取得の予定です。」
☐ I believe my ~ would make me a valuable addition to your research team.
　「私の〜は、私をあなたの研究チームの貴重な新メンバーにするだろうと確信している。」
　➡「私には〜があり、貴研究チームの貴重な新メンバーになれるだろうと確信している。」
☐ I would appreciate it if you could consider my application.
　「私の応募についてご検討いただけますと幸いです。」

2 章　留学希望先への問い合わせ（渡航前）

Words & Phrases

◉ ongoing research projects　「進行中の研究プロジェクト」

◉ present on ~　「～について口頭発表［プレゼンテーション］をおこなう」

自己アピールは重要

　ポスドクなどの研究留学の応募にあたっては、自分の貢献できる事柄を述べて自己アピールすることが重要になります。礼儀正しく、相手に対するリスペクトを示しつつ、自己アピールしましょう。メールの流れとしては次の 1～3 のようにするとよいでしょう。

　1. 自己紹介する
　2. 留学希望の理由を述べる（相手の機関の特徴や研究内容に興味があることを示す）
　3. 自己アピール

2. 申請書類の送付 ▶ 2. 初めて送るメールが応募のメールの場合

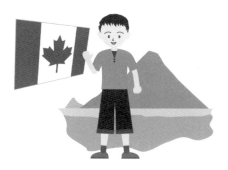

39

3 授業料・受け入れに関する費用についての問い合わせ

留学には何かと費用がかかるものです。授業料等は研究所や大学のホームページに情報が掲載されていることがほとんどですが、授業料に含まれているものが機関によって異なっていることがあり、注意が必要です。明確でない部分は問い合わせをして、実際にいくら費用がかかるのかを把握しておくと良いでしょう。また、受け入れに関する費用を事前に払い込まなければならない機関もありますので、こちらも事前に確認しておきましょう。

文例 12 Subject: inquiry about fees

Dear Covent Garden University International Affairs Committee,

My name is Tetsu Shimada and am currently a rising 5th year medical student at Asahi University, School of Medicine, in Japan. I am interested in pursuing a four-week visiting elective at Covent Garden University Hospital where I can learn from broad patient populations. I'm writing to ask you two questions regarding fees for the program:

1) Your website briefly mentions a possible waiver of the registration and admission fees, which is based on the letter of approval from the Dean of the applicant's home institution. Could you provide me with detailed information on this, such as a format of the letter and points which should be included in it?

2) If the fees are not waived, is the student asked to pay the fees in advance, for example, upon acceptance?

I would be very grateful if you could provide some clarification of these details.

Sincerely yours,
Tetsu Shimada

3. 授業料・受け入れに関する費用についての問い合わせ

```
********************************
    Tetsu Shimada（Mr.）
    School of Medicine
    Asahi University
    tt-shimada@asahi.ac.jp
********************************
```

文例 12 件名：料金についての問い合わせ

コベント・ガーデン大学 国際交流委員御中

　島田哲と申します。日本の旭大学医学部で5年生になるところです。様々な患者層から学ぶことのできるコベント・ガーデン大学附属病院にて、4週間のエレクティブを行うことに関心を持っております。プログラム料金について2つお尋ねしたく、メールしております。

1）ホームページを拝見したところ、応募者の送り出し機関の医学部長の承認状にもとづき、登録料と入学料が免除される可能性があることが簡単に述べられています。これについて、承認状の書式や承認状に含めるべき事柄といった、詳細な情報をいただけませんでしょうか。

2）これらの料金が免除されなかった場合、料金は例えば受け入れ決定時といった風に、前もって支払うことを求められるでしょうか。

　これらの詳細につきまして、ご確認いただけますと幸甚です。

　島田　哲

2 章　留学希望先への問い合わせ（渡航前）

Useful Expressions

□ Could you provide me with detailed information on ~?
　「〜について詳細な情報をいただけませんでしょうか。」

Words & Phrases

❯ rising ~　「もうすぐ〜（年齢や学年）になる」
❯ patient population　「患者層」
❯ waiver　「免除」
　＊ waiver の元々の意味は「権利放棄」。留学の文脈において、大学側から見て料金等の「請求権の放棄」。学生側から見れば「免除」の意味で良く使われる。
❯ waive　「（請求権・権利など）を放棄する」
❯ letter of approval　「承認状」
❯ home institution　「送り出し機関」学生が元々所属している（home）機関。

3. 授業料・受け入れに関する費用についての問い合わせ

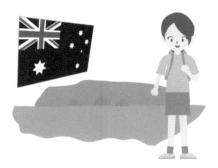

2 章　留学希望先への問い合わせ（渡航前）

文例 13　Subject: inquiry about tuition

To whom it may concern,

I am Tatsuya Yasuda, an internal medicine doctor practicing and researching at Kohoku University Hospital in Japan. I am very much interested in epidemiology and considering applying for the M.P.H. program at your university.

Before I apply I would appreciate further information. Could you tell me what is included in the tuition for overseas students ? For example, does it include course books, material, and exam fees? I checked your website but I could not find this detailed information. I would appreciate your help with this matter.

Thank you and best regards,
Tatsuya Yasuda

****
　　Tatsuya YASUDA, M.D.
　　Kohoku University
　　tatsuyasu@kohoku.ac.jp
****

3. 授業料・受け入れに関する費用についての問い合わせ

文例 13 件名：授業料についての問い合わせ

関係各位

　安田達也と申します。日本の港北大学附属病院で診療と研究をおこなっている内科医です。疫学に大変興味を持っており、貴大学の公衆衛生学修士課程に出願することを考えております。

　応募の前に詳細な情報をいただければと思っておりまして、留学生の授業料には何が含まれているかお知らせいただけませんでしょうか。例えば、教科書、授業で使用する資料、（定期）試験の料金は授業料に含まれているのでしょうか。大学のホームページをチェックしましたが、これについての詳しい情報を得ることができませんでした。この件につき、お知らせいただけますと幸いです。

　よろしくお願いいたします。

　安田達也

Useful Expressions

☐ Could you tell me what is included in ~?
　「～には何が含まれているかお知らせいただけませんでしょうか。」

Words & Phrases

▸ M.P.H.（Master of Public Health）　「公衆衛生学修士」
▸ tuition　「授業料」
▸ tuition for overseas students　「留学生の授業料」国内の学生と留学生の授業料は、異なることが多い。

友人と共に参加したい・家族を連れていきたい場合

実習・臨床見学に友人と参加したり、留学に家族を連れていきたい場合は、事前に先方とやりとりして、受け入れが可能かを確認したり、必要な手続きを踏んだりしなければなりません。ここでは、実習の定員が同時期に、自分と友人の2人分あいているかを確認するメールの例と、研究留学に家族を連れていきたい場合の手続きについて尋ねる例をあげます。

文例 14　Subject: Clinical Clerkship

Dear Sir or Madam,

My name is Lisa Hoshide and I am a 4th year medical student at Shimazu University in Kagoshima, Japan. I would like to apply for a visiting rotation at Pearson University Hospital, along with a friend of mine named Anna Kikuchi, who is also a 4th year medical student. We are particularly interested in the clinical clerkship program so that we can learn from your approach to history taking.

As per the schedule at our home institution, we wish to pursue this rotation for four weeks in February and/or March. Any four weeks between February 5 and March 25 will work. We are planning to travel and room together for financial reasons, and therefore we would like to coordinate our elective dates.

We would appreciate if you could let us know the availability of visiting rotations for two students for the period indicated above.

We look forward to hearing from you.

Kind regards,
Lisa Hoshide

4. 友人と共に参加したい・家族を連れていきたい場合

```
********************************
    Lisa Hoshide（Ms.）
    Shimazu University
    lisa_star@shimazu.ac.jp
********************************
```

文例 14 件名：臨床クラークシップ

ご担当者様

　星出理紗と申します。日本の鹿児島にある島津大学医学部の 4 年生です。私は、友人で私と同じく医学部 4 年生の菊池杏奈と共に、ピアソン大学附属病院でのローテーション実習に応募したいと思っております。貴機関における問診のアプローチから学びを得たく、臨床クラークシップへの参加に大変興味があります。

　島津大学でのスケジュールにより、2 月から 3 月にかけての 4 週間で、ローテーション実習できればと思っております。2 月 5 日から 3 月 25 日の間のどの 4 週間でも結構です。金銭的な理由があり私達は一緒に移動し、同室に宿泊する予定でおりますので、日程を調整したいと思っております。

　上記期間で学生 2 人分の空きがあるかどうかをお知らせいただけますと幸甚です。

　ご連絡お待ちしております。

　星出理紗

Words & Phrases
- (clinical) clerkship 　「（クリニカル・）クラークシップ、臨床実習、選択実習」
直接患者に接し、医療面接や身体診療を行う実習。(visiting) elective（p.35 参照）とも呼ばれる。
- room together 　「同室に宿泊する、ルームシェアする」
- for financial reasons 　「金銭的な理由で」
- the period indicated above 　「上記の期間」
- pursue （☞ p.20）

2章　留学希望先への問い合わせ（渡航前）

文例 15 **Subject: Possibility of bringing my family to Tampere**

Dear Ms. Mäyry,

My name is Akiyo Yamamoto. I am a Ph.D. student with Dr. Takeda at Yayoi University in Kumamoto, Japan. I have been in contact with Professor Kaurismäki, preparing to apply for the post-doctoral position in his laboratory.

This email is to request information regarding the possibility of bringing my family to Tampere with me. Could you tell me what procedures would be involved if I am accepted into Professor Kaurismäki's lab and decide to bring along my husband and our three-year-old son? The term of the position I am applying for is two years.

I appreciate your help on this matter.

Thank you and kind regards,
Akiyo Yamamoto

```
******************************
    Akiyo Yamamoto, M.D.
    Graduate School of Medicine
    Yayoi University
    akiyo-yama@yayoi.ac.jp
******************************
```

48

4. 友人と共に参加したい・家族を連れていきたい場合

文例 15　件名：タンペレへの家族同行の可能性について

マウル様

　山本明代と申します。日本の熊本の弥生大学博士課程で、竹田先生の指導を受けております。カウリスマキ教授と連絡をとっておりまして、教授のラボのポスドクのポジションへの応募準備を進めているところです。

　私の家族をタンペレに連れていくことになった場合についての情報をいただきたく、メールした次第です。カウリスマキ教授のラボへ私を受け入れるとのお知らせをいただき、（そちらへ）夫と3歳の息子を連れていくことにした場合、どういった手続きが必要になるかをお知らせいただけませんでしょうか。私が応募を予定しているポジションの任期は、2年です。

　この件についてお知らせいただけますと幸いです。

　山本明代

Useful Expressions
□ This email is to request information regarding ~
　「～についての情報をいただきたく、メールいたしました。」

Words & Phrases
● be in contact with ~　「～と連絡をとっている、やりとりしている」
● term　「任期」
　〔c.f.〕任期のないポジションは tenure position
　　　　任期のないポジションへの転換（昇進）可能なポジションは tenure-track position

study / research with Professor XX

　日本語では「XX 教授のもとで学ぶ・研究する」と言いますが、英語では study / research with Professor XX　という表現が使われることがあります。with が使われていると、対等な立場の人と共に学習したり研究したりする感じがするかも知れません。もちろん友人や同級生と共に学習する時にも使えるのですが、大学などで教授の授業を履修する時などにも with を使うことができます。
　それでも with に抵抗があるという方は、study under Professor XX と言えばよいでしょう。

49

5 面接（電話・スカイプ）案内に対する返事

実習や臨床見学、また研究留学において、書類審査の後、電話やスカイプによる面接がおこなわれることがあります。文例は、先方からの面接の連絡に返信の形で面接を承諾し、日時を調整するメールです。

文例 16 Subject: Re: Interview reservation

Dear Dr. Lee,

Thank you so much for inviting me to schedule a Skype interview. I am very excited to have the opportunity to talk with you and learn more about the clerkship program at Pearson University Hospital.

Of the dates and times you have suggested, my preference would be to speak with you in the morning of Tuesday, June 20. I can be available any time between 9 a.m. and 12 noon GMT that day. Please reply with what time works best for you. My Skype ID is 5d99139bdxxxxxxx and my Skype Name is Lisa Star.

I look forward to meeting you virtually.

Kind regards,
Lisa Hoshide

```
*******************************
    Lisa Hoshide（Ms.）
    Shimazu University
    lisa_star@shimazu.ac.jp
*******************************
```

5. 面接（電話・スカイプ）案内に対する返事

文例 16　件名：面接の予約

リー先生

　スカイプでの面接のスケジュールについてご連絡くださり、誠にありがとうございます。先生とお話しする機会をいただいて、ピアソン大学附属病院のクラークシップ・プログラムについて、もっとよく知ることができるのをとても楽しみにしております。

　ご提示いただいた日時のうちですと、6月20日（火）の午前中にお話しできたらと思っております。当日、グリニッジ標準時で朝9時から正午までの間でしたら、私はいつでも空いております。先生の一番ご都合の良い時間をお知らせください。私のスカイプ ID は 5d99139bdxxxxxxx で、スカイプ名は Lisa Star です。

　バーチャルでお目にかかれるのを楽しみにしております。

　星出理紗

Useful Expressions

□ Thank you so much for inviting me to schedule ~
　「～のスケジュール（を決めるために）ご連絡くださり、ありがとうございます。」
□ Of the dates and times you have suggested, my preference would be ~
　「ご提示いただいた日時のなかで、私の希望は～です。」
□ I can be available any time between ~ and ...
　「～から…の間、いつでも空いています。」

Words & Phrases

● Skype　「スカイプ」
● GMT（Greenwich Mean Time）「グリニッジ標準時」
　＊時差がある相手と面接等の日時を決める場合は、どのタイムゾーンを指しているのかを明記するようにしましょう。あなたが面接を受ける立場であれば、先方のタイムゾーンを使ってやりとりをしたほうが、相手への印象が良いのは言うまでもありません。
● ~ work for you　「～があなたにとって都合が良い、予定が合う」
　＊文例のように best をつけると「最も都合が良い」となる。

2 章　留学希望先への問い合わせ（渡航前）

文例 17　**Subject: Re: Invitation to Skype interview**

Dear Professor Kaurismäki,

Thank you for inviting me to interview for the post-doctoral position at the Center for Medical Education at Tampere University. I appreciate you considering me for the position and I look forward to talking with you soon.

As per your availability, I would like to schedule the interview for Wednesday, January 15 at 4 p.m., EET. Please confirm if this time is convenient for you. My Skype ID is 1a2b3c4dxxxxxxx and my location, which is shown under the ID, is Kumamoto, JP.

Sincerely,
Akiyo Yamamoto

****
　　Akiyo Yamamoto, M.D.
　　Graduate School of Medicine
　　Yayoi University
　　akiyo-yama@yayoi.ac.jp
****

5. 面接（電話・スカイプ）案内に対する返事

文例 17 件名：スカイプ面接について

カウリスマキ教授

　タンペレ大学医学教育センターのポスドクのポジションの面接についてご連絡をくださり、ありがとうございます。私をこのポジションの候補者としてご検討いただいていることに感謝し、近々お話しできるのを楽しみにしております。

　先生のご都合を伺いまして、東ヨーロッパ時間で1月15日（水）の午後4時に面接をお願いできればと存じます。この時間でご都合が良いかどうか、ご確認ください。私のスカイプIDは1a2b3c4dxxxxxxxで、IDの下に表示されているマイ・ロケーションは、Kumamoto, JPです。

　山本明代

Useful Expressions

□ I appreciate you considering me for the position.
　「私を、そのポジションの候補者としてご検討いただいていることに感謝します。」
□ Please confirm if ~ is convenient for you.
　「～でご都合が良いかご確認ください。」

Words & Phrases

● as per ~ 　「～により、～どおりに」
　《e.g.》as per your availability 　「あなたの都合に従って」
　　　　 as per your request 　「あなたの依頼どおりに」
　　　　 as per your instructions 　「あなたの指示どおりに」
● EET（Eastern European Time） 　「東ヨーロッパ時間」

53

6 返信が来ない場合

　メールを送ったが返信が来ない場合、どのようにすべきかについては頭を悩ませるところです。失礼にならないようにしながら、返信が欲しいことをきちんと伝えなければなりません。以下に幾つかの方法を文例と共にあげておきます。

　この文例 18 では、「最初に送ったメールが届いていないかもしれないので」として、もう一度送っています。

文例 18　**Subject: Inquiry regarding observership program**

To whom it may concern,

One week ago I sent you a question about a clinical observership. I'm not sure whether you received my previous email, so am forwarding a copy, just in case it bounced the first time I sent it. Please see below for the original message.

Best regards from Mayumi Iso

>
---------- Forwarded message ----------
From: Mayumi Iso < mayuiso@hongo.ac.jp >
Date: 20XX-02-15 23:01 GMT+09:00
Subject: Inquiry about possible observership
To: <contact@seinajoki.edu>

Dear Sir/Madam,

My name is Mayumi Iso and I am a third year medical student at Hongo University in Japan. I would like to be an oncologist, more specifically a radiation oncologist. I am very interested in pursuing an observership at Seinajoki University Cancer Center, as the institution is one of the best cancer hospitals in the world. I recognize your university does not regularly offer an observership program for visitors, however, I would love to

---

54

know if there is any possibility that your university might accept a visiting student for a period of two to four weeks as an observer. I would be happy to arrange my own accommodation and can assure I will not make any administrative demands on your department. I will be available any two or four weeks between July 20 and September 5. ...

文例 18 件名：オブザーバーシップについての問い合わせ

関係各位

　一週間前にオブザーバーシップについての質問をお送りしました。メールを受け取っていらっしゃるかが定かでなく、最初に（問い合わせの）メールをお送りしたときに送信できなかったのかも知れませんので、念のため同じものを転送いたします。以下、最初にお送りしたメッセージをご確認ください。

　よろしくお願いいたします。

　磯真由美

>
------------ 転送メッセージ ----------------

件名：オブザーバーシップについての問い合わせ

ご担当者様

　磯真由美と申します。日本の本郷大学の医学部 3 年生です。腫瘍医、より具体的に申しますと放射線腫瘍医を目指しております。セイナヨキ大学癌センターは、世界で最も優れたがん専門病院のひとつであり、貴機関でのエレクティブに大変興味を持っております。セイナヨキ大学では、学外向けのオブザーバーシップ・プログラムを定期的に設けていないことは承知しておりますが、オブザーバーとして 2〜4 週間の期間で、外部の学生を受け入れていただける可能性はございますでしょうか。もちろん、宿泊施設は自分で手配し、貴部署に事務的な負担をかけないようにいたします。私は 7 月 20 日から 9 月 5 日の期間であれば…

2 章　留学希望先への問い合わせ（渡航前）

Useful Expressions

□ I'm not sure whether you received my previous email.
　「前に送ったメールが届いているかが不確かです。」
□ Please see below for ~
　「～は［について］下記をご覧ください。」

Words & Phrases

● just in case ~　「念のため」

　＊ just in case S ＋ V ~ の形の他、S ＋ V をつけない形でもよく使用される。

　《e.g.》 I have not received a response from you, so I'm sending this email again just
　　　　 in case.
　　　　 「返信をまだいただいておりませんので、念のためメールを再送します。」

● bounce　「（メールが何らかの理由で）不達になる、不達として戻ってくる。」

　《e.g.》 I sent an email message but it bounced.
　　　　 「メールを送ったが戻ってきた。」

📧 prompt reply

　海外とのメールのやりとりにおいて、先方からの返信が遅いことに頭を悩ませてい
るという話はよく聞きます。このような事情を反映してか、**prompt reply** をお願い
する表現には様々なものがあります。いくつか覚えておきましょう。また、文例 19、
41 も参照してください。

・ I would be thankful if I could get a prompt reply.
　「早急にご返信いただけますと幸いです。」
・ I would appreciate your prompt reply about ~
　「～に関して早急に返信をいただけると幸いです。」
・ I would appreciate your prompt reply to my request / question.
　「私の依頼／質問に対する迅速な返信をいただけると幸いです。」
・ Your prompt reply will be greatly appreciated.
　「早急にご返信いただけると大変ありがたいです。」
・ Your prompt reply is urgently required.
　「あなたの迅速な返信がぜひとも必要です。」

6. 返信が来ない場合

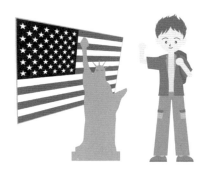

2章　留学希望先への問い合わせ（渡航前）

> 先方から返信が来ないことを示して、対応や回答をお願いするメールの例です。

文例 19 **Subject: Following-up on my elective application**

Dear Sir or Madam,

I recently submitted an application for an elective at your institution next year (March/April 20XX). As I have not yet heard back, could you let me know whether I am under consideration to be included in the rotation? If there is still an opening, I would like to once again express my interest in pursuing a visiting elective at Budapest University Hospital.

If necessary, I would be happy to resend any application documents. I can be reached at narusem@sakura.ac.jp.

Thank you again for your consideration.

Sincerely,
Maki Naruse

****

　　Maki NARUSE (Ms.)
　　Sakura University of Medicine
　　narusem@sakura.ac.jp
****

58

6. 返信が来ない場合

文例 19　件名：エレクティブへの応募のフォローアップ

ご担当者様

　先日、来年（20XX年3月または4月）の貴機関でのエレクティブへの申し込みを致しました。まだご返信をいただいておりませんので、私のローテーションへの参加をご検討いただいているところかどうかをお知らせくださるでしょうか。もしまだ（ローテーションの定員に）空きがあるようでしたら、私がブダペスト大学附属病院でのエレクティブに興味を持っていることを、重ねてお伝えいたします。

　もしご必要でしたら、応募書類を再送いたします。ご連絡は narusem@sakura.ac.jp までどうぞ。

　よろしくお願いいたします。

　成瀬麻紀

Useful Expressions

☐ As I have not yet heard back, could you ~
　「まだご返信をいただいておりませんので、～していただけませんでしょうか。」
☐ I can be reached at ~
　「私へのご連絡は～までどうぞ。」

Words & Phrases

● be under consideration　「検討中」
● opening　「空き」

> 海外とのやりとりでは、日本で当たり前のことが通用しないことが起こり得ます。例えば、思ったよりも手続きに時間を要したり、メールへの返信が返ってこなかったりというのは、よくあることです。メールへの返信がない＝選考から漏れたという訳ではないですから、すぐに諦めたりせず（そして時には辛抱強く）、フォローアップやリマインダを送るようにしましょう。

2 章　留学希望先への問い合わせ（渡航前）

> 　留学希望先とのオンライン面接、日時についてのやり取りが中断してしまっ
> たため、状況を伺い、やわらかく催促するメールを出します。

文例 20　**Subject: Confirmation of interview date and time**

Dear Professor Kaurismäki,

I hope this email finds you well. I am following up to see if we can con-firm the interview date and time that I suggested (Wednesday, January 15 at 4 p.m., EET) as per your availability. If you prefer another date, please send some candidate dates and times so that I can try to accom-modate my schedule to at least one of them.

I'm very excited to hear about next steps; the position at your laboratory seems like a great fit for my career goals. I look forward to hearing from you soon.

Sincerely,
Akiyo Yamamoto

****
　Akiyo Yamamoto, M.D.
　Graduate School of Medicine
　Yayoi University
　akiyo-yama@yayoi.ac.jp
****

6. 返信が来ない場合

文例 20 件名：面接日時の確認

カウリスマキ教授

　時下ますますご清祥のこととお喜び申し上げます。先生のご都合に従って提案させていただいた、面接の日時（1月15日 水曜日 東ヨーロッパ時間午後4時）（で問題ないか）を確認したく、ご連絡しています。別の日の方がよろしいようでしたら、いくつか候補の日時をあげていただければ、その中の少なくともひとつ以上の日時に、私のスケジュールを調整するように致します。

　次のステップについてお伺いするのを大変楽しみにしております。先生のラボでのポジションは、私のキャリアの目標にぴったりだと思っております。近々ご連絡いただけますのを楽しみにしております。

　山本明代

Useful Expressions

☐ I hope this email finds you well.
　「時下ますますご清祥のこととお喜び申し上げます。」
　「お元気でお過ごしでしょうか。」
　＊改まった文脈でも、少しくだけた文脈でも使える。
☐ I am following up to see if ~
　「～かどうかご連絡しています。」
　＊I am following up with you on ~
　　「～についてご連絡しています。」という表現もできる。

Words & Phrases

◦ accommodate ~ to ...　「～を…に合わせる」

3章

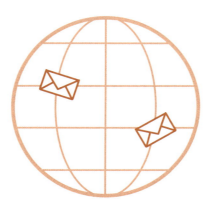

留学決定後のメール（渡航前）

PASSPORT

　この章では、想定される留学が決定した後の英文メールを取り上げます。留学が決定してから渡航するまでの間に、費用の支払いや、宿舎などの滞在場所の確保、滞在先での移動手段や治安に関する情報収集など、様々な準備が必要になります。この章では渡航前に留学先に問い合わせたり、リクエストしたりする20の場面を想定し、文例をあげて解説を加えてあります。参考にしてください。

挨拶・自己紹介

学内推薦によって日本側で留学送り出しが決定している場合の例文です。学内推薦によって留学が決まっていることを簡単に述べておくとスムーズです。

文例 21 Subject: Greeting from Masaru Hayashi

Dear Professor De Jong,

My name is Masaru Hayashi, and I am a fifth year medical student at Toyoda University in Japan. Through the recommendation of my university, I have been given the priceless opportunity to pursue a visiting elective at the Holland University Cancer Center from November 10 to January 30. I am very excited about learning at one of the best cancer hospitals in the world. I am planning to become a medical oncologist, and I am especially interested in targeted therapies.

I am very much looking forward to seeing you soon.

Respectfully yours,
Masaru Hayashi

****
　　Masaru Hayashi（Mr.）
　　School of Medicine
　　Toyoda University
　　masahaya@toyoda.ac.jp
****

7. 挨拶・自己紹介

文例 21 件名：林　将からご挨拶

デ・ヨング教授

　林　将と申します。日本の豊田大学の医学部5年生です。豊田大学の推薦でオランダ大学癌センターにて11月10日から1月30日までエレクティブ参加という貴重な体験をさせていただくことになりました。世界で最も優れたがん専門病院のひとつで学ぶことにとても興奮しています。私は腫瘍内科医になるつもりでおり、特に標的療法に興味を持っています。

　近くお目にかかるのを大変楽しみにしております。

　林　将

Words & Phrases
- through the recommendation of ~　「～の推薦で」
- priceless opportunity　「貴重な機会」
- medical oncologist　「腫瘍内科医」
- targeted therapy　「標的療法」

priceless と precious のニュアンス

　priceless も precious も「貴重な」という意味を持ちますが、ニュアンスが少し異なります。priceless は文字通り「お金では買えない、値踏みできない」ことから転じて「貴重な」という意味を持ちますので、値段のつけられない体験などにはこちらを使います。
　一方、precious には「高価な、評価の高い」という意味合いがあり、しばしばお金で買えるものにつけて使用します。例えば precious jewelry のような感じです。
　留学決定後に、受け入れ先へ送るあいさつ文では「（お金で買えない）貴重な機会を与えていただいた」というニュアンスを出したいでしょうから、word choice としては priceless opportunity とするのがふさわしいでしょう。

3章　留学決定後のメール（渡航前）

> 　留学を希望する研究室にアプローチする方法としては、自らラボにメールしたり（文例4）、ラボメンバーに話しかけてつてを作るといったものが多いようです。また、所属する大学の教授からの勧めで留学することになるケースもあります。
> 　以下はそのような場合を想定した挨拶メールです。

文例 22　**Subject: Hello from Hideo Baba**

Dear Professor Schunk,

My name is Hideo Baba, and I am an assistant professor at the Pathology Laboratory in the Department of Basic Medicine of the University of Kinsei in Osaka, Japan. I have been accepted to study with the Department of Pathology at the Tartar Clinic Medical Center for two years, starting in March 20XX. I have just learned that I will be working in your laboratory for those two years.

At my home university, I have been working on experimental infection research. I believe your lab is perfect for my research, and I am positive that I can benefit your lab's research activities. I greatly look forward to exchanging expertise with your lab members.

Sincerely yours,
Hideo Baba

```
**********************************
    Hideo BABA, M.D., Ph.D.
    Department of Basic Medicine,
    Faculty of Medical Sciences,
    The University of Kinsei
    hbaba@kinsei-med.ac.jp
    http://yamadalab.kinsei.jp
**********************************
```

7. 挨拶・自己紹介

文例 22 件名：馬場英雄からご挨拶

シュンク教授

　馬場英雄と申します。大阪の金星大学の基礎医学病理学研究室で助教をしております。タルタル・クリニック・メディカルセンターの病理学部門において 20XX 年 3 月から 2 年間、研究留学することが認められました。シュンク先生のラボにて上記の 2 年間お世話になることをつい最近知りました。

　金星大学では実験感染の研究を行ってきました。先生のラボの研究内容は私にとって理想的だと思っており、そちらでの研究活動に私がお役に立てると確信しております。先生のラボメンバーと専門知識を交換するのを大変楽しみにしております。

　馬場英雄

Useful Expressions

☐ I am positive that ~
「確かに～です。」「～だと確信しています。」

Words & Phrases

◉ assistant professor 「助教」
　＊ associate professor は「准教授」
◉ exchange expertise with ~ 「～と専門知識を交換する」

67

8 ビザ申請について

　一定以上の期間にわたって留学する場合はビザが必要となります。ここでは医学系留学先として多くの人が滞在する米国のビザ申請（Jビザ）を想定しました。文例 23 はラボの秘書さん宛てのものです。

文例 23　Subject: Request for DS-2019

Dear Susan Singleton,

My name is Hideo Baba, and I am an assistant professor at the Pathology Laboratory in the Department of Basic Medicine of the University of Kinsei in Osaka, Japan. I have been accepted to study in Professor Schunk's laboratory at the Tartar Clinic Medical Center for two years starting in March 20XX.

I am writing to ask if you could issue the DS-2019 that I need to process my J1 VISA application. For your reference, I've attached my CV to this email. If you need some other documents, please let me know.

Thank you very much for your help with this matter.
I'm looking forward to working with you.

Sincerely yours,
Hideo Baba

```
************************************
    Hideo BABA, M.D., Ph.D.
    Department of Basic Medicine,
    Faculty of Medical Sciences,
    The University of Kinsei
    hbaba@kinsei-med.ac.jp
    http://yamadalab.kinsei.jp
************************************
```

8. ビザ申請について

文例 23　件名：DS-2019 発行のお願い

スーザン・シングルトン様

　馬場英雄と申します。大阪の金星大学の基礎医学病理学研究室で助教をしております。タルタル・クリニック・メディカルセンターのシュンク先生のラボで 20XX 年 3 月から 2 年間、研究留学することが認められました。

　J1 ビザの申請手続きに必要な DS-2019 を発行していただけないかと思い、連絡しています。ご参考までに、このメールに私の CV を添付しました。他に何か書類が必要でしたら、どうぞお知らせください。

　この件につき、ご対応いただけますと幸いです。
　これからよろしくお願いします。

　馬場英雄

Useful Expressions

☐ I am writing to ask if you could ~
　「～していただけないかと思い、連絡しています。」
☐ I am looking forward to working with you.
　「あなたと一緒に仕事をすることを楽しみにしています。」
　→「これからよろしくお願いします。」

Words & Phrases

⦿ process my J1 VISA application　「私の J1 ビザの申請手続きをする」
⦿ for your reference　「参考までに」

69

3章　留学決定後のメール（渡航前）

文例 23 への返信でいくつかの文書を提出するように言われました。準備で
きたものを送付すると共にさらに質問をします。

文例 24　**Subject: Re: Request for DS-2019**

Dear Susan Singleton,

Thank you for your reply. As you requested, copies of my passport and
certificate of graduation are attached to this email. Regarding a bank
balance certificate, it may take two weeks to obtain it, as the bank needs
time to translate the Japanese version into English. I'll send a scanned
bank statement when it is available; if you need the original physical
copy, please let me know.

Thank you very much for your kind help.

Best regards,
Hideo Baba

****
　　　Hideo BABA, M.D., Ph.D.
　　　Department of Basic Medicine,
　　　Faculty of Medical Sciences,
　　　The University of Kinsei
　　　hbaba@kinsei-med.ac.jp
　　　http://yamadalab.kinsei.jp
****

8. ビザ申請について

文例 24　件名：Re: DS-2019 発行のお願い

スーザン・シングルトン様

　ご返信ありがとうございます。ご要望のあったとおり、私のパスポートと卒業証明書のコピーをメールに添付してお送りします。銀行の残高証明については、銀行で日本語のものを英語に翻訳するのに時間が必要で、2 週間ぐらいかかりそうです。残高証明が入手できましたら、スキャンしたものをお送りします。原本が必要なようでしたら、お知らせください。

　大変お世話になり、ありがとうございます。

　馬場英雄

Words & Phrases
- as you requested　「ご要望のとおりに」
- certificate of graduation　「卒業証明書」
  - ＊ diploma は「卒業証書、学位記」
- bank balance certificate / bank statement　「銀行の残高証明」
- original (physical) copy　「原本」

9 費用の事前支払いの有無

文例 25 **Subject: Inquiry about prepayment**

Dear Mr. Deci,

I've been accepted to a visiting elective program at your institution, and would like to know if I need to pay the tuition and/or fees in full or in part prior to my arrival there. My elective starts on Thursday, September 12, 20XX.

If prepayment is required, please let me know the amount, deadline, and accepted methods of payment. Also, it would be appreciated if you could provide me with the overall schedule of tuition and fee payment.

Thank you for your help with this matter, and kind regards,
Motonori Hara

****

    Motonori Hara（Mr.）
    School of Medicine
    The University of Kurashiki
    motochan@u-kurashiki.ac.jp
****

9. 費用の事前支払いの有無

文例 25 件名：前払いについての問い合わせ

デシ様

　貴機関でのエレクティブにアクセプトされましたが、そちらへ到着するに先だって、授業料やその他費用の全額または一部を支払う必要があるかをお知らせいただけませんでしょうか。私のエレクティブは 20XX 年の 9 月 12 日から始まります。

　前払いが必要でしたら、その金額、支払い期限、ならびに支払い方法をお知らせください。また、授業料とその他費用の支払いの全体的なスケジュールをお知らせいただけますと幸いです。

　よろしくお願いいたします。

　原　元則

Useful Expressions

□ I've been accepted to 〔a visiting elective program〕 at your institution.
　「貴機関でのエレクティブにアクセプトされました。」
　〔an internship program インターンシッププログラム、a doctoral course 博士課程〕

Words & Phrases

- tuition　「授業料」
- tuition and/or fees in full or in part　「授業料（や授業料以外の料金）の全額または一部」
- prior to ~　「～の前に、先だって」
　《e.g.》prior to registration「登録に先だって」
　《e.g.》prior to my arrival「到着前に」
　《e.g.》one month prior to departure「出発 1 ヵ月前に」
- prepayment　「前払い、予納」
- overall schedule　「全体的なスケジュール」

73

10 到着時・空港での送迎

　全く初めての土地で大きな荷物を持って移動するのはなかなか大変です。現地の治安が良くなかったり、到着時刻が夜中だったりといった場合はなおさらです。

　海外の大学のなかには、留学生向けに空港への送迎サービスを行っているところがあります。その多くは有料ですが、タクシーより安いし、公共交通機関より安心です。また、大学が提供している送迎サービスの他にも、空港によっては乗り合いタクシーのサービスがあります（事前予約が必要な場合が多いです）。出発前に情報収集をしておきましょう。

文例 26　**Subject: Request for airport pick-up service**

Dear Sir or Madame,

Thank you for accepting me for the observership program starting September 10. I am looking forward to learning at Brisbane University Hospital.

I'm contacting you to request airport pick-up service when I arrive in Brisbane. My flight is AO234, which is scheduled to land at Brisbane Airport at 11:35 a.m. on September 8. I will be bringing two pieces of luggage with me. As I will be staying on campus at BU Hall, it would be ideal if I could be dropped off at the dorm.

I'd appreciate it if you could confirm my booking, and provide me with details including where to meet my pick-up service.

If there is any other information you need, please let me know.

Best regards,
Tokiko Yokomizo

10. 到着時・空港での送迎

```
************************************
    Tokiko Yokomizo（Ms.）
    Kawabe University of Medicine
    yokomizo@kawamed.ac.jp
************************************
```

文例 26　件名：空港送迎サービスのお願い

ご担当者様

　9 月 10 日から始まるオブザーバーシップのプログラムへの私の参加を受け入れてくださりありがとうございます。ブリズベン大学附属病院で学ぶことを楽しみにしております。

　ブリズベンに到着時に空港出迎えサービスをお願いしたいと思いご連絡しています。私の搭乗する便は AO234 で、ブリズベン空港に 9 月 8 日の午前 11 時 35 分に到着予定です。持参する荷物は 2 つです。キャンパス内の BU Hall に滞在予定ですので、寮で降ろしていただけると理想的です。

　予約を確定していただき、出迎えサービスの待ち合わせ場所などの詳細な情報をお知らせいただけますと幸いです。

　もし他にも情報が必要でしたらおっしゃってください。

　横溝時子

Useful Expressions

□ Thank you for accepting me for〔the observership〕program starting ~
「～から始まるオブザーバーシッププログラムへの受け入れをありがとうございます。」
〔the internship インターンシップ〕

Words & Phrases

◉ ~ be scheduled to land at ... at XX
「～は…（場所）に XX（日時等）到着予定です。」（飛行機など）
◉ ~ pieces of luggage　「～個の荷物」（luggage, baggage は不可算名詞）

3749　　75

11 宿泊施設に関する情報収集

1 大学や病院の宿泊施設の有無

大学や病院は、寮や提携宿泊施設を持っていることが多く、家賃もリーズナブルなことがあります。また、通勤・通学に便利な場所に宿泊できる可能性も高いので、留学が決定したら、まずは寮や提携宿泊施設があるか調べてみると良いでしょう。

文例 27　Subject: Inquiry about housing

Dear Ms. Wong,

I hope this email finds you well. I am looking forward to my clerkship program, which runs from the 10th of January until the 1st of February.

I am writing to request housing information for that program. I looked for that information on your website, but I was unable to find it. If possible, I am hoping to stay in a dormitory near Malaysia University Hospital, where I am going to do my clinical clerkship. I would prefer a single room, but will consider sharing a room with others depending on dormitory availability and cost.

I would appreciate if you could send me the housing information and an application form. Also, provided a dorm room is available, could you please let me know if I can extend my stay for a couple of days before and after my program?

I look forward to hearing from you.

Thank you and best regards,
Masami Tomomori

****

　Masami Tomomori（Ms.）
　Kitasando University

tomomori@kitasando.ac.jp
****

文例 27　件名：宿舎についての問い合わせ

ウォン様

　お元気ですか。私は 1 月 10 日から 2 月 1 日のクラークシップを楽しみにしております。

　上記プログラムのための滞在に関する情報をいただきたく、メールしています。貴機関のホームページで情報を探しましたが、見つけることができませんでした。もし可能なら、私がクラークシップを行う予定のマレーシア大学病院の近くの寮に滞在できればと思っています。シングル・ルームが希望ですが、寮の空き状況と費用によっては、ルームシェアを検討します。

　宿舎の情報と申込用紙を送っていただけますと幸いです。また、寮の部屋があったとして、私のクラークシップ前後 2 日（ずつ）程度、（寮での）滞在を伸ばすことが可能かお知らせください。

　ご返信をお待ちしております。

　友森雅美

Useful Expressions
☐ provided (that) ~, could you ...?
　「もし～ならば [という条件で]、…していただけませんでしょうか。」

Words & Phrases
● housing information　「宿泊施設に関する情報」
● extend my stay for ~　「～（期間）滞在を延長する」

3章 留学決定後のメール（渡航前）

2 民間の宿泊施設

大学や病院の寮ではなく、民間の宿泊施設に滞在する場合もあります。しかし、現地の住宅事情、交通事情、治安など、様子が分からない状態で、不動産会社を使って住まい捜しをするのに不安を感じることもあるでしょう。

留学生を受け入れている機関は、不動産業者や物件のリストを持っていることが多いので、信頼できる不動産会社や物件のリストがないか、問い合わせてみましょう。

文例 28 Subject: Accommodation inquiry

Dear Mr. Kim,

My name is Hideki Tanaka, and I will be attending the University of West End as a Ph.D. student from the 7th of September. I am writing in regard to finding accommodation for my time in Vancouver.

As I have learned that all the university-owned accommodations are full, I am interested in renting a private sector apartment near the university, preferably in Burnaby or North Vancouver. I would appreciate if you could send me a directory of properties for couples and families, as my wife will be accompanying me during my stay in Vancouver.

Thank you for your help with this matter, and best regards,
Hideki Tanaka

****
　　Hideki Tanaka, M.D.
　　Graduate School
　　Nagano University
　　h-tanama@naganomed.ac.jp
****

11. 宿泊施設に関する情報収集 ▶ 2. 民間の宿泊施設

文例 28　件名：住居の問い合わせ

キム様

　田中英樹と申します。9月7日から博士の学生としてウエスト・エンド大学に通うことになっています。バンクーバー滞在中の住居探しに関してご連絡しています。

　大学所有の宿泊施設はどこもいっぱいであると分かりましたので、大学の近くで、できればバーナビーかノース・バンクーバーの民間アパートを借りたいと思っています。バンクーバー滞在中は妻を同伴しますので、カップルや家族向けの不動産物件案内をお送りいただけますと幸いです。

　田中英樹

Words & Phrases

- in regard to ~　「～に関して」
- university-owned accommodation　「大学所有の宿泊施設」
  〔c.f.〕 university-affiliated accommodation は「大学提携の宿泊施設」
- directory of properties　「不動産物件案内」
  - directory は登録簿、要覧、名簿など、情報がリストになっているものを指す。
  《e.g.》phone directory　「電話帳」
  - property　「不動産、財産」
- ~ accompanying ....　「～（人）が、…（人）に同行する。」
  《e.g.》A security guard will be accompanying the president.
  　　　　「警備員が社長に同行します。」

79

3章　留学決定後のメール（渡航前）

3 地域に関する情報

宿泊・滞在先については付近の治安状況はもちろん、地域の特性をできるだけ知ったうえで決めたいものです。家族を連れて留学する場合は、日本人比率の高い地域に住むことで、家族が留学先に早くなじむ助けになるかも知れません。

文例 29 **Subject: Request for information about Burnaby and North Vancouver**

Dear Mr. Kim,

Thank you very much for sending that list of accommodations. Now that I am in the process of developing my short-list, I would like to ask a couple of questions regarding Burnaby and North Vancouver. As I mentioned, my wife is accompanying me and therefore I would like to make sure she feels comfortable during our stay there.

1) It seems like both areas are quite safe, but could you give me more details regarding the safety of those areas? I would appreciate it, for example, if you could let me know of any subdivision(s) where we should be more careful after dark.

2) Could you tell me the approximate population/ratio of Japanese living in those areas? Also, I'd be happy if you could tell me the overall racial demographics for each.

Finally, I'd appreciate if you could let me know of anything else we should be aware of regarding these areas and the region.

Thank you and kind regards,
Hideki Tanaka

11. 宿泊施設に関する情報収集 ▶ 3. 地域に関する情報

```
*******************************
    Hideki Tanaka, M.D.
    Graduate School
    Nagano University
    h-tanama@naganomed.ac.jp
*******************************
```

文例 29 件名：バーナビーとノース・バンクーバーについての情報提供の
お願い

キム様

　住居のリストをお送りくださり、どうもありがとうございました。現在、住居の候補を絞り込んでいるところでして、バーナビーとノース・バンクーバーについて幾つか質問させていただけますと幸いです。以前申し上げたように妻を同伴する予定ですので、妻が滞在中快適に過ごせるようにしたいと考えています。

1）どちらの地域もかなり安全なようですが、これらの地域の安全に関してもう少し詳細にお知らせいただけませんでしょうか。例えば、日没後には少し気をつけなければならない地区があればお知らせいただけますと幸いです。

2）上記地域に住む日本人のおおよその人口（割合）をお知らせいただけませんでしょうか。また、両地域の全体的な人種別人口データをいただけますと嬉しいです。

　最後に、これらの地域について何か知っておくべきことがありましたら、お知らせいただけますと幸いです。

　田中英樹

Useful Expressions

□ Now that S + V ~,　「（今や）〜なので、」

Words & Phrases

◦ short-list　「最終候補のリスト」
　〔c.f.〕shortlist（動詞）〔通例 be ~ed〕「最終候補リストに載る」「最終候補に残る」
◦ subdivision　「区画、区分」「分譲地」　　◦ after dark　「日没後」
◦ racial demographics　「人種別人口データ」

81

3章　留学決定後のメール（渡航前）

宿泊施設からの交通手段に関する情報

公共の交通機関網や、自家用車での通学・通勤経路と所用時間などの情報は、ネットで手に入る場合が多いです。ただし、地元の人しか知らない情報もありますので、細かい点は問い合わせます。

文例 30　Subject: Question about public transportation

Dear Alex,

Thank you very much for the information regarding safety in Burnaby and North Vancouver. Based on your tips, we decided to rent an apartment near Metrotown in Burnaby.

I'm writing you today to ask about transportation. I am wondering if I should get a car and drive, or use public transportation from Burnaby to the University of West End. Regarding this, I have, again, a few questions:

1) How convenient is public transportation in the regions of Burnaby and Metro Vancouver?

2) As a Ph.D. student, will I be eligible for student fare (which is the case in Japan)?

3) How safe is it to take public transportation at night? I may stay late for my research. In that case, would you suggest I commute by car rather than take the bus and Sky Train?

Thank you for your help as usual,
Hideki

****
　　Hideki Tanaka, M.D.
　　Graduate School
　　Nagano University
　　h-tanama@naganomed.ac.jp
****

11. 宿泊施設に関する情報収集 ▶ 4. 宿泊施設からの交通手段に関する情報

文例 30 件名：公共交通機関について質問

アレックスさん

　バーナビーとノース・バンクーバーの治安についての情報をどうもありがとうございました。いただいた情報をもとに、バーナビーのメトロタウンの近くのアパートを借りることにしました。

　今日は交通手段のことについて尋ねたくメールしています。バーナビーからウエスト・エンド大学まで車を運転して行くべきか、それとも公共の交通機関を使って行くべきかと思っています。これに関して、また幾つか質問があります。

1）バーナビーとバンクーバー市内の公共交通機関は、どの程度便利でしょうか。

2）博士の学生として、私は学生割引料金の対象になるでしょうか（日本だと対象になります）。

3）夜間は、公共交通機関は安全でしょうか。研究で（大学に）遅くまで残ることがあるかもしれませんが、その場合、バスとスカイトレインを利用するよりも、車で通勤することを勧めますか。

　英樹

Useful Expressions

□ Would you suggest S ＋ (should) V ~ ？ 「S が V することを勧めますか。」
* suggest の後に続く節の動詞は、北米では原形となり、イギリスでは should ＋ V となることが多い。
《e.g.》The tour guide suggested that they walk along the river.（北米）
The tour guide suggested that they should walk along the river.（英）
「ツアーガイドは、彼らに川沿いに歩いてはどうかと提案した。」
（このルールが当てはまる語は他に、recommend, order, demand, insist などがある）

Words & Phrases

● tips 「助言、ヒント、秘訣、（こっそり教える）情報」
● be eligible for ~ 「～の資格がある」

83

3章　留学決定後のメール（渡航前）

5. 宿泊受け入れ先への問い合わせ

文例 31　**Subject: Inquiry about the dorm（Malay-U Residence）**

Dear Ms. Wong,

Thank you so much for the housing information. I am very happy to hear I can stay at a dormitory on campus.

I have a couple more questions about the dorm. I will be staying in a single room at the Malay-U Residence.

· Equipment in the dorm room
I've heard the rooms are furnished, but could you tell me what exactly the room is equipped with ? For example, I would like to know if the room has electric appliances such as a hair drier and iron. I would also like to know if the kitchen comes equipped with kitchenware such as pots, pans, and knives.

· Wi-Fi
Will I be able to access Wi-Fi in my dorm room? If so, is there a connection fee associated with using the network?

· Suggestions on things to bring
Is there anything that you suggest I bring? I'd appreciate your advice.

Thank you for your help as usual.
Masami Tomomori

****
　　Masami Tomomori（Ms）
　　Kitasando University
　　tomomori@kitasando.ac.jp
****

11. 宿泊施設に関する情報収集 ▶ 5. 宿泊受け入れ先への問い合わせ

文例 31 件名：寮についての問い合わせ（マレイ・ユー・レジデンス）

ウォン様

　住居に関する情報をどうもありがとうございました。キャンパス内の寮に滞在できるとお聞きしてとても喜んでいます。

　寮についてあと幾つか質問があります。マレイ・ユー・レジデンスの一人部屋に滞在することになっています。

・寮の部屋の備品
　家具付きの部屋だと聞いておりますが、具体的に何が備え付けられているか教えていただけませんでしょうか。例えば、ヘアドライヤーやアイロンといった家電製品があるかどうかを知りたく思います。また、キッチンになべかま類と包丁といった、台所用品があるかどうかも知りたいです。

・WiFi
　寮の部屋で WiFi に接続することはできるでしょうか。その場合、ネットワークを使用するのに接続料金はかかりますか。

・持参すべきもののアドバイス
　持参するとよいと思うものは何かあるでしょうか。アドバイスをいただけると助かります。

　友森雅美

Words & Phrases
- furnished 「家具付きの」
- ~ be/comes equipped with ... 「～に…が備え付けられている」
- kitchenware 「台所用品」
- ~ fee associated with ... 「…に関連する～料金」

85

12 実習内容・週間スケジュールに関する問い合わせ

文例 32 **Subject: Request for a timetable**

Dear Ms. Mäkinen,

My name is Mayumi Iso from Hongo University in Japan, and I have been accepted to a clinical observership program with the Department of Radiology at the Seinajoki University Cancer Center. I am contacting you to request a timetable for my three-week elective starting July 20.

As my departure for Finland is drawing near, could you provide me with information about the first day of my observership, such as the meeting time and place? In addition, I would appreciate guidelines regarding dress code at the Seinajoki University Cancer Center. Furthermore, I would be grateful if you could also send me a weekly schedule outlining my observership activities, together with the above information.

Thank you very much for your help with this matter.

Best regards,
Mayumi Iso

****
    Mayumi Iso（Ms.）
    School of Medicine
    Hongo University
    mayuiso@hongo.ac.jp
****

86

12. 実習内容・週間スケジュールに関する問い合わせ

文例 32 件名：予定表送付のお願い

マキネン様

　日本の本郷大学の磯真由美と申します。セイナヨキ大学癌センターの放射線科でのクリニカル・オブザーバーシップのプログラムにアクセプトされています。7月20日から始まる3週間のエレクティブの予定表をいただきたく、ご連絡しています。

　フィンランドに向けての出発が近づいてきましたので、集合場所や集合時間といった、オブザーバーシップ初日についての情報をいただけませんでしょうか。また、セイナヨキ大学癌センターでの服装規定に関するガイドラインをいただけますと幸いです。さらに、上記情報に加えてオブザーバーシップの概要がわかる週間スケジュールもお送りいただけますと大変助かります。

　この件につき、ご対応いただけますと幸いです。

　磯真由美

Words & Phrases
● draw near 「（時などが）段々と近づく」
● weekly schedule outlining ～ 「～の概要を示す [がわかる] 週間スケジュール」

87

13 奨学金に関する問い合わせ

文例 33　**Subject: Inquiry about scholarship**

Dear Mr. Kim,

My name is Hideki Tanaka, and I will be attending the University of West End as a Ph.D. student as of this coming September. I am contacting you to request information regarding scholarships.

Do any students receive financial support from the University of West End in the form of admission and tuition fee exemptions ? If so, could you provide me with information such as eligibility and the application procedure?

I am interested in applying for different kinds of scholarships, but as a first step, I would like to consider those that I can apply to before my arrival in Canada. I would be grateful if you could provide me with detailed information about them.

Thank you in advance for your help with this matter.

Sincerely yours,
Hideki Tanaka

****
　　Hideki Tanaka, M.D.
　　Graduate School
　　Nagano University
　　h-tanama@naganomed.ac.jp
****

88

13. 奨学金に関する問い合わせ

文例 33　件名：奨学金についての問い合わせ

キム様

　田中英樹と申します。今度の9月から博士の学生として、ウエスト・エンド大学に通うことになっています。奨学金についての情報をいただきたく、ご連絡しています。

　ウエスト・エンド大学では、入学金や授業料の免除という形で金銭的援助を受けている学生はいるでしょうか。もしそうであれば、（そのような金銭的援助の）受給資格と応募手続きについてお知らせいただけませんでしょうか。

　色々な奨学金に応募したいと考えておりますが、最初のステップとして、私がカナダに到着する前に応募できるものを検討しています。詳しい情報をいただけますと幸いです。

　どうぞよろしくお願いいたします。

　田中英樹

Words & Phrases

◦ this coming　「今度の、来たる」
　《e.g.》this coming Wednesday　「（今から一番近い）今度の水曜日」
◦ admission fee　「入学金」
◦ tuition (fee)　「授業料」
◦ exemption　「免除」
◦ eligibility　「受給資格、加入資格、適格（性）」

89

14 現地学生・研究者との交流機会について

文例 34 Subject: Opportunities to meet other students

Dear Ms. Mansfield,

I'm writing you to request information about chances to meet Australian and international medical students during my observership. I would love to know if there are some events or gatherings where I can meet people.

I am interested in attending both social and academic gatherings and events. Also, I would like to learn about and discuss medical matters with other students and researchers outside of the classroom setting. For example, as I am particularly interested in the medical systems of different countries, it would be ideal if I could compare, contrast, and discuss the medical systems of different countries with people from those countries.

Thank you very much for your help with this matter.

Best regards,
Tokiko Yokomizo

****
　　Tokiko Yokomizo（Ms）
　　Kawabe University of Medicine
　　yokomizo@kawamed.ac.jp
****

90

14. 現地学生・研究者との交流機会について

文例 34 件名：他の学生と会う機会

マンスフィールド様

　私のオブザーバーシップの期間中に、オーストラリア人や他の国から留学中の医学生と会う機会について情報をいただきたく、メールしています。人と出会うことのできるイベントや集まりがあれば、ぜひ知りたく思います。

　私は社交的なもの、学術的なものどちらの集まりやイベントにも関心があります。また、実習以外の場で、他の学生や研究者と医学について学んだり議論したいと思っております。例えば、私は様々な国の医療システムに特に興味を持っていますので、色々な国出身の学生や研究者と医療システムを比較・対比して議論できれば、これ以上のことはないと思います。

　どうぞよろしくお願いいたします。

　横溝時子

Useful Expressions

□ As I am interested in ~, it would be ideal if I could ...
　「~に興味を持っているため、…できると理想的だ [これ以上のことはない] と思います。」

Words & Phrases

● international student 　「留学生」
● social gathering 　「社交的集まり」
● outside of the classroom setting 　「授業外の環境で」「実習以外の場で (文例 34 の場合)」

91

15 評価の依頼・修了証の発行について

文例 35 **Subject: About our evaluation**

Dear Mr. Smith,

I really appreciate the time you have taken to help with Ana's and my application for our visiting rotation. We are both thrilled to pursue our rotation. Today, I am contacting you to ask for your help, again, with our evaluation. Ana and I need to receive our evaluation at the end of our clerkship at Pearson University Hospital.

Would it be possible for you to send us a sample evaluation and a certificate of completion, so we can confirm with our university that your evaluation can be used as a substitute here? Please be aware that our home institution requires an evaluation to have an official stamp from the granting university to be deemed official.

Thank you very much as usual for your help.

Kind regards,
Lisa Hoshide

****
    Lisa Hoshide（Ms.）
    Shimazu University
    lisa_star@shimazu.ac.jp
****

15. 評価の依頼・修了証の発行について

文例 35　件名：評価について

スミス様

　杏奈と私のローテーションへの応募についてお時間を割いてご対応くださり、本当にありがとうございます。二人ともローテーションを大変楽しみにしております。本日は評価についてお知らせいただきたいことがありご連絡しました。杏奈と私はピアソン大学附属病院でのクラークシップの最後に、評価表を受け取る必要があります。

　貴機関の評価表が、こちらの私たちの大学で読替え認定できるかを確認したいので、評価表と修了証書の見本をお送りいただけませんでしょうか。私たちの大学では、評価表が公式なものと見なされるためには、評価表に、評価を付与する大学の公印が押されている必要があることをご承知おきください。

　いつもお世話になり、ありがとうございます。

星出理紗

Useful Expressions

☐ I appreciate the time you have taken to ~
　「～するためにお時間を割いていただき、感謝します。」
☐ Please be aware that ~
　「～であることをご承知おきください。」

Words & Phrases

◉ certificate of completion　「修了証書」
◉ confirm with ~ that ...　「…について～に確認する」
◉ a substitute　「代わりとなるもの」文例では、海外でのローテーションが、自分の大学の単位などに読み替えられる（＝代わりとなる）かを尋ねている。
◉ an official stamp from ~　「～の公印」stamp は「印、判」
◉ granting　「付与する、与える」
◉ deemed official　「公式なものと見なされる」

16 留学時期変更の交渉

　何らかの理由で、当初予定していたスケジュールでは留学が難しくなってしまうといった事態が発生することもあります。このような場合は、先方と交渉して留学時期を変更してもらうことができるかもしれません。

　先方にイレギュラーな対応をお願いするのですから、時期を変更しなければならない理由をきちんと述べたうえで、先方の機関にぜひ留学したい旨を伝えましょう。

文例 36　Subject: Request to alter my elective schedule

Dear Sir or Madame,

I am Maki Naruse from the Sakura University of Medicine in Chiba, Japan. I am writing to see if I could change the dates of my training at Budapest University Hospital.

On November 25th of last year, I applied to a four-week elective program beginning on March 27, 20XX. I am wondering if you could let me start my training one week earlier (i.e. March 20, 20XX) and also complete it one week earlier (i.e. April 16). I have just learned that I need to be back in Japan by April 20 to meet an academic requirement of my home institution. It has been my dream to pursue my elective at Budapest University Hospital and learn about the patient-doctor relationship under a healthcare system different from the Japanese one. I would truly appreciate if you could consider allowing me to alter the schedule of my elective.

Thank you very much for your consideration.

Sincerely,
Maki Naruse

16. 留学時期変更の交渉

```
*************************************
    Maki NARUSE（Ms.）
    Sakura Univerisity of Medicine
    narusem@sakura.ac.jp
*************************************
```

文例 36 件名：エレクティブのスケジュール変更のお願い

ご担当者様

　日本の千葉の、さくら医科大学の成瀬麻紀です。ブダペスト大学附属病院での私の実習の日にちを変更していただけないだろうかと思い、メールしています。

　昨年の 11 月 25 日に、20XX 年 3 月 27 日から始まる 4 週間のエレクティブ・プログラムに応募いたしました。この実習を 1 週間早く（すなわち 20XX 年 3 月 20 日に）開始し、かつ 1 週間早く（すなわち 20XX 年 4 月 16 日）に終了できないかと思っています。日本の私の大学での学業上の要件を満たすために、4 月 20 日までに日本に戻らなければならないことを、つい最近になって知りました。ブダペスト大学附属病院でエレクティブをおこない、日本とは異なる医療制度のもとでの、患者さんと医師の関係について学ぶことは、私の夢です。私のエレクティブのスケジュール変更させていただけるよう、ご検討いただけますと幸甚です。

　成瀬麻紀

Useful Expressions

□ I have just learned that ~
　「～をつい最近になって知りました。」

Words & Phrases

● meet an academic requirement　「（卒業に必要な）学業上の要件を満たす」
● home institution　「送り出し機関」文例では、成瀬麻紀さんが所属する日本の大学（さくら医科大学）のことを指す。
● alter　「変更する、（部分的に）変える」

95

17 留学の辞退

　留学を辞退しなければならない状況になることがあるかも知れません。留学辞退のメールでは、プログラム名、開始日、期間などの必要な情報を簡潔に、しかしきちんと入れ、正式にキャンセルの手続きを踏んでくれるよう依頼します。

文例 37 **Subject: Cancellation of my application**

Dear Sir or Madam,

I am Maki Naruse from the Sakura University of Medicine in Chiba, Japan. I am writing to inform you that I need to cancel my application.

On November 25th of last year, I applied to a four-week elective program beginning on March 27, 20XX. I sent all the required application materials via email. Regretfully, however, I will not be able to attend the program due to personal circumstances.

Please take all the necessary steps to officially cancel my application.

Sincerely,
Maki Naruse

****
　　Maki NARUSE（Ms.）
　　Sakura Univerisity of Medicine
　　narusem@sakura.ac.jp
****

17. 留学の辞退

文例 37　件名：申し込みのキャンセル

ご担当者様

　日本の千葉にあるさくら医科大学の成瀬麻紀です。申し込みをキャンセルしなければならないことをお知らせいたします。

　昨年の 11 月 25 日に、20XX 年 3 月 27 日開始の 4 週間のエレクティブに申し込みました。メールにて、必要な申し込み資料をすべてお送りしました。残念ながらしかし、個人的な事情によりプログラムに参加できなくなりました。

　私の申し込みを正式にキャンセルするのに必要な手続きを取ってくださいますよう、お願いします。

　成瀬麻紀

Useful Expressions
□ I need to cancel my application.
「申し込みをキャンセルしなければなりません。」

Words & Phrases
◉ Regretfully　「（文を修飾して）残念ながら」
　〔c.f.〕 Regrettably も同じように使える。
　　　　　Regrettably, Maki decided not to train abroad.
　　　　　「残念なことに麻紀は海外で研修しないことに決めた。」
◉ due to ~　「～によって」
◉ personal circumstances　「個人的な事情」

97

18 持参すべきものについて

文例 38 **Subject: Things to bring**

Dear Richard,

Thank you greatly for helping me prepare for my elective. I am contacting to ask for your help yet again. This time, I would like your opinions and suggestions on what I should bring.

· Medical coats and scrubs
Should I bring my own medical coat for the clerkship? Also, I am planning to attend a surgical department, and wonder if I should bring my scrubs as well.

· Gift
I am thinking about bringing something from Japan as a gift for the people I will be working with. Do you have any suggestions on this matter? If, for example, there is anything not considered appropriate as a gift in your country, please let me know. I am currently considering bringing some sweets.

Other than the above items, if there is anything that you'd suggest I bring, I'd appreciate your advice.

Thank you for your help, as usual,
Motonori

****
    Motonori Hara（Mr.）
    School of Medicine
    The University of Kurashiki
    motochan@u-kurashiki.ac.jp
****

98

18. 持参すべきものについて

文例 38 件名：持参すべきもの

リチャードさん

　私のエレクティブへの準備をサポートしてくださり、本当にありがとうございます。またもやお願いしたいことがあり、連絡しています。今回は、そちらへ持参すべきものについての意見や提案をいただきたいのです。

・白衣とスクラブ
　クラークシップには、自分の白衣を持参すべきでしょうか。また、私は外科での実習を予定しているのですが、自分のスクラブも持参すべきだろうかと迷っています。

・おみやげ
　実習でお会いする人たちに、おみやげとして日本から何かを持参することを考えています。これについて何か提案はありませんか。例えば、もし、そちらの国で贈り物としてはふさわしくないとされているものがあれば、お知らせください。今のところお菓子を持っていくことを考えています。

　上記のものの他に、持参したら良いと思うものが何かあれば、アドバイスをいただけると助かります。

　元則

Useful Expressions

☐ Do you have any suggestions on this matter?
　「この件について何か提案はありませんか。」
☐ If there is anything that you'd suggest I bring, I'd appreciate your advice.
　「持参すべきだと提案するものが何かあれば、アドバイスをいただけると助かります。」

Words & Phrases

🔸 opinions and suggestion on ~ 「～についての意見や提案」
🔸 appropriate 「ふさわしい、適切な」

99

19 気候・風土について

留学先の気温や降水量等の基本的な情報は、インターネットで簡単に手に入りますが、気候に影響を受けて形成された現地の人々の生活や文化的な特色等については、現地に問い合わせると良いでしょう。

文例 39 **Subject: Inquiry on the culture of Chang Mai**

Dear Mr. Chulanont,

I am excitedly looking forward to my training at Mueang Chiang Mai University Hospital. I am contacting you to request information regarding the culture of Chang Mai. I have found some general information about the district on the internet, such as its climate and weather averages, geography, and history. However, I have not been able to obtain more specific information on its people and daily life.

I would appreciate if you could provide me with information regarding the people and culture in Chang Mai so that I can be better prepared for my time there. I have previously stayed in Bangkok for about ten days, but I assume the people and culture are somewhat different in Chang Mai. Also, I am interested in learning about the minority races who reside on the outskirts of Chang Mai, as I may have the chance to encounter some of them during my training.

Thank you for your help with this matter, and kind regards.

Sincerely,
Rie Sugimoto

****
    Rie SUGIMOTO, M.D.
    Kashiwa University
    riesugi@kashiwa.ac.jp
****

100   2107

19. 気候・風土について

文例 39 件名：チェンマイの風土の問い合わせ

チュラノン様

　ムアンチェンマイ大学病院での研修をとても楽しみにしております。チェンマイの風土についての情報をいただきたく、連絡しています。平均的な気候や天気、地理や歴史といった、この地域の一般的な情報は、インターネットで見つけることができました。しかし、この地域の人々や日常生活といった、より詳細な情報については得ることができていません。

　そちらでの滞在にしっかり準備して臨めるように、チェンマイの人々や風土についての情報をいただけますと助かります。私は以前、バンコクに 10 日間ほど滞在したことがありますが、チェンマイでは（バンコクと比べて）人や風土が多少違うのではと思っています。また、私はチェンマイの周辺部に住んでいる少数民族について知りたいとも思っています。研修中に少数民族に接する機会があるかもしれませんので。

　どうぞよろしくお願いいたします。

　杉本理恵

Words & Phrases
- district 「地域、地区」
- obtain 「得る」
- minority race 「少数民族」
- outskirts 「周辺地域、郊外、はずれ」
- encounter 「出会う、出くわす」

---

culture と climate のニュアンス

　「風土」にあたる英語を辞書で調べると climate が出てきます。もちろん「風土」は climate で正しいのですが、ひとつ問題があります。climate には「気候」という意味もあり、こちらの意味での方が、より一般的に使われていることです。
　冒頭にも書いたように、一般的な気候や天気に関する情報は、先方に問い合わせるまでもなく、ネットで手に入ります。先方に対し、単なる気候（climate）についてよりももっと詳しい、いわゆる「風土」についての情報が欲しいことを表すためには、文例にあるように culture とした方が明確に伝わるでしょう。

101

20 ネット環境について

　日本では、ほぼどこでもネットに接続できるのが当たり前の状態ですので、海外に出た時など、ネットに繋がらない場合に遭遇すると不便に感じます。
　国によっては、まだまだネットに繋がりにくい場所もありますし、大学や病院内においては、セキュリティ上の理由などでワイアレス接続に対して慎重な姿勢をとっているところもあります。留学前に、ネット環境についても問い合わせておくと良いでしょう。

文例 40　Subject: Wi-Fi availability and accessibility

Dear Ms. Mäyry,

I hope this e-mail finds you well. I am writing to ask about Wi-Fi availability and accessibility at Tampere University. As you know, I will be working in Professor Käurismaki's lab starting next month. I am going to bring my laptop and would like to use it with the campus Wi-Fi. In addition, it would be very convenient if I could also have my tablet and smartphone connected.

Provided I will be able to access the campus Wi-Fi, could you tell me the steps necessary to connect? I would like to have access upon arrival, so if there is any paperwork to be done, such as filling out an application form, it would be best to take care of that beforehand.

Thank you very much for your help, as usual.

Best regards,
Akiyo Yamamoto

****

　　Akiyo Yamamoto, M.D.
　　Graduate School of Medicine

102

20. ネット環境について

Yayoi University
akiyo-yama@yayoi.ac.jp
****

文例 40　件名：Wi-Fi の利用と接続について

マウル様

　お元気でしょうか。タンペレ大学での Wi-Fi の可用性と接続についてメールしています。ご存じのように、私は来月からカウリスマキ教授のラボで勤務することになっております。自分のノートパソコンを持参する予定で、それを学内の Wi-Fi につなげて使いたいと思っています。また、自分のタブレットとスマホでも接続できるようでしたら、大変便利だと思います。

　学内の Wi-Fi にアクセスできるとして、接続の手順をお知らせいただけますでしょうか。（そちらに）到着した時点でネットにアクセスしたいので、申し込み用紙への記入などの事務手続きが何かありましたら、事前に処理できれば理想的です。

　いつもお世話になり、ありがとうございます。

　山本明代

Words & Phrases

- use ...（コンピュータやデバイス）with Wi-Fi
　　「…（コンピュータやデバイス）を Wi-Fi につなげて使う」
- have ...（コンピュータやデバイス）connected
　　「…（コンピュータやデバイス）を接続する」
- access Wi-Fi　「Wi-Fi にアクセスする」
　＊ access は他動詞なので、あとに to をつけない。
　＊ access を名詞として使うときは to をつけて使える。
　《e.g.》All international students have an access to the library.
　　　　「留学生は全員図書館を利用できる。」
- take care of ~　「～を処理する、手にかける、担当する、世話する」

103

4章

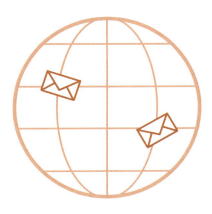

留学中のメール

PASSPORT

　この章では、留学中に現地でお世話になっている教授や友人、留学先機関の職員の方へ送るメールを取りあげます。

　文例を参考に、自分の状況に合わせてアレンジして使ってください。

21 留学中のさまざまな出来事

日本とは言語・文化・慣習などが異なる外国では、思いがけないことが起こることもあります。ここでは留学中の出来事をいくつか想定して文例をあげました。どのような場面でも、自分とは異なる文化・社会背景を持つ相手との意思疎通を取っていることを心にとめて、自分のメッセージを明示的に伝えるようにしましょう。

文例 41 **Subject: Subject: Request for first day timetable**

Dear Ms. Nguyen,

Thank you for arranging airport pick-up service for me. I had a pleasant bus ride to BU Hall where I am staying. I will be starting my observership tomorrow morning, but I still do not know the schedule of my first day. Can you please provide me with details, such as the meeting time and place? I will be training at the Department of Neurosurgery, but I am not sure if I should go to the department or somewhere else, such as the International Center, for orientation.

I am thinking about wearing my white coat and sneakers for the observership tomorrow. Please let me know if you have any suggestions on what I should or should not wear.

I look forward to your prompt reply.

Best regards,
Tokiko Yokomizo

```
**********************************
    Tokiko Yokomizo (Ms.)
    Kawabe University of Medicine
    yokomizo@kawamed.ac.jp
**********************************
```

21. 留学中のさまざまな出来事

文例 41　件名：初日のスケジュールのリクエスト

ニューイエン様

　空港出迎えサービスを手配してくださり、ありがとうございました。私の滞在している BU ホールまで快適にバス移動できました。明朝から実習が始まりますが、初日のスケジュールをまだ知らされておりません。集合時間や集合場所などの詳細をお知らせいただけませんでしょうか。私は脳神経外科で実習の予定ですが、オリエンテーションを受けるために脳神経外科にうかがうべきか、それとも国際交流センターなどの別の所へ行くべきがわからないでいます。

　明日の実習には、白衣とスニーカーを着用することを考えています。何を着るべきか、または着るべきでないかについてご提案があれば、どうぞお知らせください。

　迅速な返信をお待ちしております。

横溝時子

Useful Expressions

□ Please let me know if you have any suggestions on ~
　「〜について提案 [アドバイス] があればどうぞお知らせください。」

Words & Phrases

◦ prompt reply　「迅速な返信」
　＊prompt reply をお願いする様々な表現については 56 頁のコラムを参照。

107

4章　留学中のメール

留学中は慣れない環境のせいもあって、悩みや苦労が出てきがちです。いざ現地へ行ってみると、自分の想像と違っていたということもあるかもしれません。

そんな時は誰かにアドバイスを求めるのも1つの方法です。

文例 42 **Subject: Would you give me advice?**

Dear Jennifer,

Thank you always for your help regarding my observership. <u>You have made so many things possible for me</u>! Today I am writing to ask for advice on how I can improve my observership experience.

It's been four days since I started, but I feel a bit left out. I feel this way mostly because I get little instruction from the doctors. I understand how busy they are, and I know I am not qualified to engage in many of the things going on in the hospital. Nevertheless, I need to find some way to be more involved in the program. Routledge is one of the leading hospitals in the U.K., and I am determined to learn as much as I can while I am here.

I would appreciate if you could give me some advice on this matter. I'm hoping you may have some ideas, as you have dealt with many international students visiting for observerships.

Thank you in advance for your help, and kind regards.
Haruka

****
　　Haruka Ando
　　M.D. Candidate, Class of 20XX
　　University of Shikoku
　　haruando@shikoku.ac.jp
****

21. 留学中のさまざまな出来事

文例 42　件名：アドバイスをいただけませんでしょうか。

ジェニファーさん

　いつも私の実習にお力添えをいただきありがとうございます。おかげさまで、本当に多くのことが実現しました！今日は、私の実習の体験をどのようにすればより良くできるかについてのアドバイスをいただきたく、連絡しています。

　実習開始から4日が経ちましたが、少し疎外感を感じるのです。このように感じる主な原因は、ドクターからほとんど指導を頂けないことにあります。先生方が非常にお忙しいのは理解していますし、病院で起こっている物事の多くに関わる資格を、私が持っていないこともわかっております。それでも、この実習プログラムに自分がもっと関わるための方法を講じなければなりません。ラウトレッジは英国でトップの病院のひとつであり、ここに滞在している間にできるだけ多くのことを学びたいとの決意でおります。

　この件についてアドバイスをいただけるとありがたいです。ジェニファーさんは実習に来る多くの留学生と関わっておられるので、何かアドバイスがあるのではと期待しています。

　春香

Useful Expressions

□ You have made so many things possible for me.
　「あなたのおかげで、本当に多くのことが実現しました。」

Words & Phrases

- be left out 「疎外される、仲間外れにされる」
- qualified 「資格［免許］を有する、適任の」
- nevertheless 「（前に述べたことはもっともであるが）それにも関わらず、やはり」
- find some way 「何らかの方法を見つける、方策を講じる」
- leading 「先導する、先頭に立つ、一流の、卓越した」
  - 《e.g.》 leading company 「トップ企業、一流企業、主要企業」
  - leading actress 「主演女優」

109

4章　留学中のメール

> 　欧米などでは年末にカード、メール、SNSなどでメッセージ（Season's Greeting）を送りあう習慣があります。
>
> 　辞書でSeason's Greetingsの意味として「季節の挨拶」としているものがありますが、実際にSeason's Greetingsという表現を使うのは年末（年始）なので、「年末の挨拶」または「年末年始の挨拶」と理解した方が正確です。

文例 43　Subject: Season's Greetings

Dear Professor De Jong,

I would like to thank you for all of your support and encouragement this past year. Thanks to you, I have been able to experience and learn so much. I am really looking forward to working with you next year and continuing to learn more throughout my stay.

I hope the new year will be full of success and happiness for you and your family.

Season's Greetings and Happy New Year!

Best Regards,
Masaru Hayashi

****
　　Masaru Hayashi（Mr.）
　　School of Medicine
　　Toyoda University
　　masahaya@toyoda.ac.jp
****

21. 留学中のさまざまな出来事

文例 43　件名：年末年始のご挨拶

デ・ヨング教授

　この一年間、先生からお力添えと激励をいただき、ありがとうございました。お陰さまで、多くのことを経験し、学ぶことができました。来年もご一緒させていただき、私の滞在中を通じてより多くのことを学んでゆくのを楽しみにしております。

　先生とご家族にとって新年が、成功と幸福に満ちたものになりますようお祈りします。

　良い年末年始をお過ごしください！

　林　将

Useful Expressions

☐ I would like to thank you for all of your support and encouragement this past year.
「この一年間お力添えと激励をいただき、お礼申し上げます。」
☐ I hope the new year will be full of success and happiness for you and your family.
「あなたとご家族にとって新年が、成功と幸福に満ちたものになりますようお祈りします。」

⏰ Merry Christmas はもう使わない？

　欧米などで昔は Merry Christmas and Happy New Year という挨拶文を使うことが多くありました。しかし最近では Season's Greetings (and Happy New Year) や、Happy Holidays の方が一般的になってきています。これは、キリスト教信者以外の人々への配慮からです。

　年末年始の時期には、ユダヤ教のハヌカや神道のお正月など、他の宗教の祝祭日もありますので、相手がクリスマスを祝わない場合への配慮、相手の文化・宗教背景が分からない場合の対応、または特定の宗教色を出すことを避けたい気持ちなどから、Season's Greetings, Happy Holidays のような表現が使われるようになってきたのです。

4章　留学中のメール

充分に気をつけているつもりでも、間違いや失敗は、誰にでもあることです。特に慣れない土地では、普段ならしないような失敗や間違いをおかしてしまうかもしれません。起きてしまった失敗や間違いは仕方ないとして、肝心なのはその後の処理と、そこから学ぶことです。

文例 44 **Subject: My apology**

Dr. JV Mesureur,

I apologize for not arriving on time for the morning meeting today. Last night it seemed like I had upper respiratory inflammation and so I decided to take medicine that I'd brought from Japan. Although it contains antihistamine, it does not usually make me drowsy. This time, however, it made me very sleepy; I even overslept this morning. I think this happened because I am still jet-lagged, but that is no excuse for being late for the meeting.

It is very important to me that I seize every opportunity to learn during my stay here. From now on, I will be more careful, and I will not let something like this happen again.

I humbly ask your forgiveness. I hope my mistake won't impair our relationship going forward.

Sincerely yours,
Mayumi Iso

****
Mayumi Iso（Ms.）
School of Medicine
Hongo University
mayuiso@hongo.ac.jp
****

112

21. 留学中のさまざまな出来事

文例 44 件名：お詫び

メズルール JV 先生

　本日の朝のミーティングに時間通りに出席せず、申し訳ございません。昨夜、風邪を引いたようでしたので、日本から持参した薬を服用することにしました。その薬には抗ヒスタミンが配合されていますが、普段私はそれで眠くなることはありません。しかしながら今回は強い眠気に襲われ、今朝は寝過ごすということにすらなってしまいました。まだ時差ボケしているせいでこのような事が起こったのだと思いますが、ミーティングに遅刻したことへの言い訳にはなりません。

　私がこちらに滞在している間に学びのあらゆる機会を捉えることは、自分にとって非常に重要なことです。もっと注意して、2度とこのようなことが起こらないようにいたします。

　どうかお許しいただけたらと存じます。この過ちで、今後の関係が悪くならないようにと願っております。

　磯真由美

Useful Expressions

☐ I will not let something like this happen again.
　「2度とこのようなことが起こらないようにいたします。」
☐ I humbly ask your forgiveness.
　「どうかお許しください。」

Words & Phrases

◉ drowsy　「眠い」
　《e.g.》non-drowsy allergy relief　「眠くならないアレルギー薬」
◉ jet-lagged　「時差ボケした」
◉ that is no excuse for ~　「それは〜の言い訳にはならない」
◉ seize every opportunity to ~　「〜する（の）あらゆる機会を捉える（つかまえる）」
◉ impair　「損なう、悪くする」
◉ going forward　「今後の」

113

22 休日のお誘いへの返事

1 お誘いを受ける

日本ではあまり一般的ではないかもしれませんが、海外では教授や仕事仲間の自宅で開かれるホームパーティーに招待されることがあります。

文例 45 **Subject: Re: Invitation**

Dear Professor Licht,

Thank you very much for inviting me to the brunch party at your house this coming Sunday. I will be attending and am already looking forward to it.

I was wondering if there is anything I can help out with or bring for the party, such as preparing dishes or bringing some drinks. I would appreciate if you could let me know what would be useful.

I look forward to hearing from you.

Best regards,
Kayoko Wakisaka

****
　　Kayoko Wakisaka, M.D., Ph.D.
　　Vaccine & Immunotherapy Center
　　Michigan General Hospital
　　wackie@michigangeneral.com
****

22. 休日のお誘いへの返事 ▶ 1. お誘いを受ける

| 文例 45 | 件名：Re: ご招待 |

リヒト教授

　今度の日曜日に先生のお宅で開かれるブランチパーティーにお招きくださり、どうもありがとうございます。出席させていただきます。今から楽しみにしております。

　料理の準備や飲み物の持参など、パーティーのお手伝いでできることや、お持ちするものは何かありませんでしょうか。どのようにすれば良いかお知らせいただけますと幸いです。

　お返事をお待ちしています。

　脇坂佳代子

Useful Expressions

□ Thank you very much for inviting me to ~
　「～へお招きくださり、どうもありがとうございます。」
□ I was wondering if there is anything I can help out with ~
　「何か～でお手伝いできることはありませんでしょうか。」

ホームパーティーは、"home party" で通じる？

　海外ではよくホームパーティーが開かれると書きましたが、英語では "home party" という言い方は一般的ではありません。日本語のホームパーティーに相当する英語表現を幾つか以下にあげておきます。

- food party 「食事会」
- brunch party 「ブランチパーティー」
- luncheon 「昼食会」
- dinner party 「ディナーパーティー」
　これらは、食事をしながら話すことが中心のパーティーです。

- house party
　house party という語には、お酒を飲んでワイワイ盛り上がるイメージがあります。

- potluck party 「(参加者各自) 一品持ち寄りのパーティー」

115

4章　留学中のメール

友人から休日のお誘いを受けることもあるでしょう。ここでは、現地の友達が持ち寄りパーティーに誘ってくれたと想定して、参加の返信をしている文例をあげました。

文例 46　**Subject: Re: Potluck**

Dear Kiri,

Thanks very much for the invitation! I am free this coming Sunday and would love to join the party. Is there anything particular you want me to bring? Perhaps I can cook and bring some Japanese or Asian dishes? I don't know what other people are bringing, so let me know what you think.

Would it be all right if I bring a friend of mine? Her name is So-yeong Koh; she is from Korea and currently working as a post-doctoral researcher at the University of Christchurch. I met her here in New Zealand a couple of weeks ago. I find her a pleasant and interesting person to talk to, and she is very interested in getting to know more people.

Love,
Kayoko

🕐 **all right と alright**

　all right, alright のどちらも一般的に目にするつづりですが、本来は all right が正しいとされています。したがって、教授や上司に宛てたメールや手紙、フォーマルな内容の文章では all right を使うようにしましょう。友人など、親しい人とのやりとりで alright を使うのは問題ないでしょう。

22. 休日のお誘いへの返事 ▶ 1. お誘いを受ける

文例 46 件名：Re: 持ち寄りパーティー

キリさん

　ご招待どうもありがとう！今度の日曜日は空いているので、パーティーにぜひ参加したいです。何か特に持ってきて欲しいものはありますか？日本かアジアの料理を作って持っていきましょうか？他の人が何を持って行くか知らないので、ご意見を聞かせてください。

　友達を連れて行ってもよいでしょうか。彼女の名前はソヨン・コウといって、現在クライストチャーチ大学でポスドクの研究員として働いています。彼女とは、2,3週間前にニュージーランドで会いました。感じが良くて話していて面白い人で、色々な人と知り合いになりたがっています。

　佳代子

Useful Expressions

☐ Thanks very much for the invitation.
「ご招待どうもありがとうございます。」
＊Thanks の方が、thank you よりもカジュアル。
☐ Would it be all right if I ~
「〜してもよろしいでしょうか。」

Words & Phrases

● I find someone ~ 「〜な人だ」
● get to know someone 「（人）と知り合いになる、知り合う」

海外のカジュアルなホームパーティーでは、参加者各自が一品持ち寄って開くポットラックや、バーベキューが人気です。留学する際には、何か簡単な料理（できれば日本らしいもの）を一品作れるようにしておくと便利でしょう。

4章　留学中のメール

2 お誘いを断る

　教授からのお誘いはできるだけ断りたくないところですが、どうしてもやむを得ない理由がある場合は、誘いへの礼を述べたのちに、きちんと理由を説明して丁寧にお断りすることになります。

文例 47 **Subject: Re: Invitation**

Dear Professor Licht,

Thank you very much for inviting me to the brunch party at your house. Regrettably, however, I will not be able to make it. My friend and I have planned a short trip to Auckland on that weekend, and our flights and hotel are already booked. I am really sorry that I will miss the chance to talk with everyone in a more casual setting. I hope we will have another opportunity to get together outside the work setting in the near future.

Sincerely,
Kayoko Wakisaka

****
　　Kayoko Wakisaka, M.D., Ph.D.
　　Vaccine & Immunotherapy Center
　　Michigan General Hospital
　　wackie@michigangeneral.com
****

118

22. 休日のお誘いへの返事 ▶ 2. お誘いを断る

文例 47 件名：Re: ご招待

リヒト教授

　先生のお宅で開かれるブランチパーティーにお招きくださり、どうもありがとうございます。しかし残念なことに、都合がつきません。パーティーのある週末に、友人と私でオークランドへの小旅行を計画しており、飛行機とホテルを既に予約してしまいました。よりくだけた場で皆さんとお話しする機会を逃すのが本当に残念です。また近いうちに、仕事以外の場で集まれる機会があることを願っています。

　脇坂佳代子

Useful Expressions

☐ Regrettably, I will not be able to make it.
　「残念なことに、都合をつけることができません。」
　＊make it で「都合をつける、調整する」
　　make it には他に「うまくやり遂げる、成功する、間に合う」などの意味もある。

Words & Phrases

◦ outside the work setting　「仕事以外の場」

119

文例 48 Subject: Re: Potluck

Dear Kiri,

Thank you very much for the invitation. It sounds really fun and I would love to join you, but unfortunately, I will be out of town on Sunday. My friend and I are going to Auckland to see the sights.

I hope we will have another opportunity to spend time together soon!

Love,
Kayoko

友人へのお断りの文例です。教授へのメールと比べると、丁寧さの違いがわかります。

22. 休日のお誘いへの返事▶2. お誘いを断る

文例 48　件名：Re: 持ち寄りパーティー

キリさん

　ご招待ありがとう。とても楽しそうでぜひ参加したいのですが、残念なことに日曜日は出かけるのです。私の友達と私で、オークランドに観光に行く予定です。

　近いうちにまた、一緒に時間を過ごす機会があればと思います！

　佳代子

Words & Phrases

● be out of town　「出かけている」
　《e.g.》He's out of town on business.　「彼は出張中です。」
　　　　　They were out of town on vacation.　「彼らは休暇で出かけていた。」
● see the sights　「観光する、名所を見物する」

🔲 便利な表現 **be out of town** を使いこなそう
・・・
　be out of town は、文字通り訳すと「市外にいる」となりますが、そこから転じて「（ちょっと）遠方へ出かけている」という意味で使われます。様々な場面で使える便利な表現で、例えば仕事で出張中の場合も be out of town で表現できるし、プライベートで旅行または所用で出かけている場合も be out of town が使えます。
　なお、通常 town という言葉は village よりも大きく、city よりも小さな町について使われますが、be out of town は定型表現であるので、実際の町の大きさに関係なく town を使います。例えば、マンハッタンのような大都市に住む人がどこかへ出かけた場合でも be out of city ではなく、be out of town です。

121

4章　留学中のメール

3 お礼状

　欧米では thank-you letter、thank-you card と呼ばれるお礼状を送る習慣があります。パーティーなどに招かれた時は、イベントのすぐ後にメールやカードを送ってお礼を言いましょう。
　お礼状は具体的かつ簡潔なものにすることが大切です。自分が何に感謝しているか、先方にしていただいたことで、自分がどんな気持ちになったかを具体的に述べつつ、長くなり過ぎないように注意して、簡潔にまとめましょう。

文例 49　**Subject: Thank you Re: Invitation**

Dear Professor Licht,

I would like to express my gratitude for the brunch party you hosted this last Sunday. I had a great time! I really enjoyed the homemade dishes; I admire your and your wife's talents in cooking and presentation.

In addition, the party was a perfect opportunity for me as a newcomer to the lab to get to know you, your wife, and the other lab members. Now I've started to see some of them as friends as well as co-researchers.

Thank you very much for the great time and food.

Sincerely,
Kayoko Wakisaka

****
　　Kayoko Wakisaka, M.D., Ph.D.
　　Vaccine & Immunotherapy Center
　　Michigan General Hospital
　　wackie@michigangeneral.com
****

122

22. 休日のお誘いへの返事 ▶ 3. お礼状

文例 49　件名：お礼 Re: ご招待

リヒト教授

　この前の日曜日に催してくださったブランチパーティーにお招きいただき、心から感謝申し上げます。とても楽しい時間でした！手作りの料理は本当に素晴らしかったです。先生と奥様の料理と盛り付けの才能には感嘆しました。

　また、パーティーは新入りの私にとって先生、先生の奥様、そして他のラボメンバーと知り合うまたとない機会でした。今はラボメンバーの何人かを、共同研究者であるとともに友人として見るようになりました。

　素晴らしい時間と食事をありがとうございました。

　脇坂佳代子

Useful Expressions

☐ I would like to express my gratitude for ~
「～に心から感謝申し上げます。」

Words & Phrases

◦ cooking and presentation　「料理と盛り付け」

5章

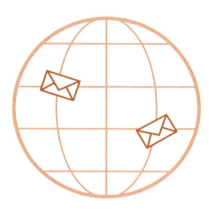

帰国後のメール

PASSPORT

　この章では、帰国後に、留学中にお世話になった教授や友人、留学先機関の職員の方へ送るメールを取りあげます。

　留学後もやりとりを続けることによって起こる可能性のある展開を想定し、いくつかの文例をあげました。参考にしてください。

23 お礼状

お世話になった方にお礼のメールを送る例です。欧米では紙の thank-you card を送ることが多いですが、最近はメールですませることも増えてきました。

文例 50 Subject: Thank you from Kayoko Wakisaka

Dear Professor Licht,

It has already been two weeks since I arrived back to Japan. How have you been? I wanted to thank you very much for your help and encouragement throughout my internship in your laboratory. I learned much more than I expected at the beginning of my stay there. Not only did you teach me how to design research and conduct experiments, but also how to collaborate with people of different academic and cultural backgrounds. I was especially impressed by the way you helped all of us in pursuing a common research goal while respecting our differences. I am sure a lot of the things I learned from you can be applied to my current and future workplace here in Japan, and possibly elsewhere.

I hope we can keep in touch, and will be able to meet in the future.

Best regards,
Kayoko Wakisaka

****
　　Kayoko Wakisaka, M.D., Ph.D.
　　Vaccine & Immunotherapy Center
　　Michigan General Hospital
　　wackie@michigangeneral.com
****

23. お礼状

| 文例 50 | 件名：脇坂佳代子からお礼 |

リヒト教授

　私が日本に帰国してから既に2週間が過ぎました。お元気でいらっしゃいますか。先生のラボでのインターンシップ期間を通じて、お力添えと励ましをいただきまして、誠にありがとうございました。そちらでの滞在（留学）開始時に考えていたよりも、ずっと多くのことを学ばせていただきました。先生はリサーチのデザインや実験の実施方法をご教示くださったばかりでなく、異なる学歴や文化背景を持つ人々と協働する方法についてもご指導くださいました。先生が、私達（ラボメンバー）が互いの異なっている点を尊重しながらも、全員が同じ研究目標に向かうよう導かれた様子には、特に感銘を受けました。日本、そしてもしかすると海外の職場で、私が仕事をしていく上で、先生から学んだことが役に立つと確信しています。

　これからもよろしくお願いいたします。そして、将来お目にかかれますように。

　脇坂佳代子

Useful Expressions

☐ Not only「倒置」（＝疑問文の形）..., but also ~「…ばかりでなく、〜も」
☐ I hope we can keep in touch.
　「連絡を取り合えますように。」「これからもよろしくお願いします。」

Words & Phrases

● throughout ~　「〜を通じて、〜のあいだ中ずっと」
● academic background　「学歴」
● ... can be applied to ~　「…は〜に適用できる、利用できる」

127

24 再留学・再訪希望の問い合わせ

1 再留学

　留学先でお世話になった教授や、親しくなった友人に留学後連絡をとる場面として、再留学や再訪問があります。

文例 51 **Subject: Hello from Japan**（Tokiko Yokomizo）

Dear Professor Hibbs,

I hope all is well with you, your family, and everyone in your team at Brisbane University Hospital. I am contacting you to see if I could possibly obtain another opportunity to train at Brisbane University Hospital. I am currently in my second year as a junior resident at Kawabe University Hospital, but plan to take a one-year leave of absence from April 20XX and learn medicine outside of Japan.

My first choice, if possible, is to return to Brisbane and work under your guidance in the Department of Neurosurgery, where I had my observership three years ago. Now that I am a licensed doctor in Japan, I am eligible to register myself as a practitioner (limited registration for postgraduate training or supervised practice) in Australia. I am certain I would be able to contribute to your department, as I have focused my studies on neurosurgery for the last few years.

I would appreciate your consideration of this request and look forward to hearing back from you soon. Please do not hesitate to contact me if you require any further information to reach your decision.

Respectfully yours,
Tokiko Yokomizo

```
*************************************
    Tokiko Yokomizo, M.D.
    Kawabe University of Medicine
    yokomizo@kawamed.ac.jp
*************************************
```

128

24. 再留学・再訪希望の問い合わせ ▶ 1. 再留学

文例 51 件名：日本からご挨拶（横溝時子）

ヒッブス教授

　先生と先生のご家族、そしてブリズベン大学附属病院のチームの皆さんはお元気でしょうか。ブリズベン大学附属病院でもう一度研修を受ける機会を得られないかと思い、ご連絡しています。現在私は川辺大学附属病院で初期研修医 2 年目ですが、20XX 年の 4 月から 1 年間休職して、国外で医療を学ぶ予定です。

　私の第一希望は、もし可能ならばブリズベン大学附属病院に戻り、先生のご指導のもとで、3 年前に私がオブザーバーシップを行った脳神経外科で働くことです。現在私は日本の医師免許を取得しているので、オーストラリアで医師として登録（卒後研修または指導つき実務のための制限付き登録）する資格があります。ここ数年間、脳神経外科学に焦点をあてて勉強してきましたので、先生の科に貢献できると確信しております。

　このリクエストについてご検討いただき、ご回答いただけますと幸いです。審議にあたって追加の情報がご入用でしたら、どうぞご遠慮なくご連絡ください。

　横溝時子

Useful Expressions

□ I would appreciate your consideration of this request and look forward to hearing back from you soon.
「このリクエストについてご検討いただき、ご回答いただけますと幸いです。」
□ Please do not hesitate to contact me if ~
「もし～でしたら、遠慮なくご連絡ください。」

Words & Phrases

◉ leave of absence 「休職、休学、休暇」
◉ under one's guidance 「（人）の指導（のもと）で」
◉ be eligible to ~ 「～する資格のある」
　＊後ろに名詞（句）を続ける場合は be eligible for ~ とする。
　《e.g.》 I am eligible for a pension. 「私は年金（受給）の資格がある。」
◉ (medical) practitioner 「医師」

129

5章　帰国後のメール

2 推薦状の依頼

お世話になった教授や上司に推薦状を依頼する場合があります。次のような構成で依頼文を書くと良いでしょう。

a. 挨拶、お世話になった内容、何を学んだか

推薦状執筆のお願いをする相手は多忙で、多くの学生や医師等と接している可能性が大きいです。依頼する相手が、かつて深い関わりがあった教授や上司だったとしても、しばらくお目にかかっていない場合は「私が誰かわかっているはず」と、都合の良い予測をしないで、自分が誰かを述べましょう。

また、以前どのような内容でお世話になったかを書き、お世話になった事柄（例えばインターンシップ）を通じて、何を学んだかについて具体的に述べるようにしましょう。

b. 推薦状の依頼

本題に入り、推薦状を依頼します。ここに自己アピールをいれて、推薦状に含めて欲しい内容を記述すると良いでしょう。自分から推薦状に記載して欲しいことをお願いするというのは、日本人にとって少々気が引けることかもしれませんが、海外ではよくあることです。推薦状に含めて欲しいことを明記することで、依頼を受けた相手は、推薦状が書きやすくなります。

また、多くの学生を扱う教授や、あまり深い関わりを持たなかった元の上司に推薦状を頼む時には CV を添付します。これも、依頼された相手が推薦状を書きやすくするための配慮です。

c. 推薦状の期日

期日を記すのは失礼なことではありません。期日を相手にお知らせして、お引き受けいただけるか伺いましょう。もちろん、期日直前になってからの依頼は避けるべきです。

上記の事柄を反映した推薦状依頼文の例を次に記載しましたので、参考にしてください。

24. 再留学・再訪希望の問い合わせ ▶ 2. 推薦状の依頼

文例 52　Subject: Recommendation for Makoto Kato

Dear Dr. David Ryan,

I hope this email finds you well. I am Makoto Kato of the Yokohama University Hospital in Japan. I was one of your interns from September to November in 20XX. I really appreciate that you tailored your tasks and assignments to the interns' different backgrounds. It was truly a priceless learning and working experience for me, and deepened my love for immunology.

I was hoping you would be willing to write me a letter of recommendation. I will be applying to the Ph.D. program in Immuno-oncology at Texas University. Professor Starlone of Texas University advised that pursuing a Ph.D. degree will require long hours and rigorous involvement with research, and I was hoping that you could include in your recommendation the dedication and cooperation that I demonstrated as a member of the Personalized Cancer Immunotherapy project in your lab. As you might remember, the project was particularly challenging and we were not sure we would obtain useful and valid outcomes from the experiments. Nevertheless, through our dedication and cooperation, we overcame several obstacles and, in the end, obtained good results.

The deadline of the application for Texas University is December 10th; therefore, it would be best if you could complete the letter of recommendation by the end of November.

Thank you in advance for your time and consideration.

Sincerely yours,
Makoto Kato

****
　　Makoto Kato, M.D.
　　School of Medicine
　　Yokohama University Hospital
　　mkato@yokohama-u.ac.jp
****

131

5章　帰国後のメール

> **文例 52**　件名：加藤 誠の推薦状

デイヴィッド・ライアン先生

　お変わりございませんでしょうか。日本の横浜大学附属表院の加藤誠です。20XX 年の 9 月から 11 月まで、インターンとしてお世話になりました。先生が、異なる経歴のインターンに対してタスクや課題を調整してくださったのは、本当にすばらしかったです。あのインターンシップは私にとってまさに貴重な学習・勤務体験であり、免疫学への想いを強くいたしました。

　先生に私の推薦状を書いていただけないかと思っております。私はテキサス大学にて癌免疫の Ph.D. 課程に応募する予定です。テキサス大学のスターローン教授は、Ph.D. の学位の取得には多くの時間と徹底した取り組みが必要であるとおっしゃっています。ライアン先生には、私が先生のラボでの個別化癌免疫療法のプロジェクトで示した、私の熱心な取り組みと他メンバーとの協同について、推薦状にお書きいただけないかと希望しております。ご記憶でいらっしゃるかもしれませんが、あのプロジェクトは特に困難で、実験にて有用で有益な結果が得られるか不確かでした。にもかかわらず、私達（ラボメンバー）は熱心な取り組みと協同でもって幾つもの障害を乗り越え、最終的に良い結果を得ました。

　テキサス大学への応募締め切りは 12 月 10 日ですので、11 月末までに推薦状をご作成いただけましたら幸甚です。

　ご検討をよろしくお願いいたします。

　加藤　　誠

24. 再留学・再訪希望の問い合わせ ▶ 2. 推薦状の依頼

Useful Expressions

☐ I was hoping you would be willing to write me a letter of recommendation.
「推薦状を書いていただけないかと思っております。」

☐ I was hoping that you could include in your recommendation ~
「推薦状に〜を含めていただけないかと希望しております。」

☐ It would be best if you could complete the letter of recommendation by ~
「〜までに推薦状をご作成いただけましたら、これ以上のことはございません。」

Words & Phrases

◉ advise (動) 「(注意・決定・日時・情報など) を知らせる」

◉ rigorous 「徹底した、厳しい」

◉ as you might remember 「覚えていらっしゃるかもしれませんが」「覚えていらっしゃると思いますが」

◉ obstacle 「障害」

133

5 章　帰国後のメール

3. 再訪問

文例 53 **Subject: My visit to Vancouver**

Dear Dale,

Hope this email finds you and your family well. How are things at the University of West End? I am writing to let you know that I will be visiting Vancouver for a conference in June. I will be staying in the city from June 10th to 15th and am wondering if we could meet up for lunch or dinner. It would be safer to plan for dinner, because I still don't know exactly when I will be presenting. The confirmed conference schedule won't be available until May. The conference venue is Canada Place Convention Centre and I am planning to stay at a hotel near the convention centre.

Hope we can catch up with each other! Let me know if you will be available sometime during my stay there.

Best Regards,
Hideki

****
　　Hideki Tanaka, M.D., Ph.D.
　　Nagano University
　　h-tanama@naganomed.ac.jp
****

24. 再留学・再訪希望の問い合わせ ▶ 3. 再訪問

文例 53 件名：バンクーバー訪問

デールさん

　デールさんとご家族みなさんお元気ですか。ウエスト・エンド大学のほうはどうですか。6月に学会でバンクーバーに行くので連絡しています。（バンクーバー）市内に6月10日から15日まで滞在する予定で、お会いしてランチか夕食でも一緒にできればと思っています。自分のプレゼンが正確にいつになるのかまだ分からないので、夕食を計画する方が無難だと思います。5月になるまで学会のスケジュールの確定版が出ないのです。学会会場はカナダ・プレイス・コンベンション・センターで、私は会議場の近くのホテルに宿泊する予定です。

　お互いの近況報告ができると良いですね！私のバンクーバー滞在中に都合がつく時があるか、お知らせください。

英樹

Useful Expressions

☐ How are things at ~?
「～はどうですか。」
＊前置詞（ここでは at だが in が来る場合もある）以下に来るものの様子を聞く挨拶表現。仕事、学校、家庭などの様子を聞くのが一般的。
《e.g.》How are things at work?
「仕事の調子はどうですか。」「仕事のほうはどうですか。」
How are things at home?
「ご家族みなさんお元気ですか。」「お家のほうはどうですか。」

Words & Phrases

◗ meet up for ~ 「会って～する」
＊カジュアルな表現。落ち合って何かを一緒にするニュアンスがある。
◗ venue 「会場」
◗ catch up with each other 「互いに近況を報告する」

135

25 帰国後の交流

　後輩や友人をかつての自分の留学先に紹介するというケースがあります。時候の挨拶を交わすなどして交流を続けていると、人とのつながりが拡がってゆきます。

文例 54　**Subject: Introducing Yukie Harada**

Dear Professor Schunk,

I hope you enjoyed a restful weekend. I am writing because I would like to introduce Yukie Harada to you. She is a third-year medical student at the University of Kinsei. She has been interested in pursuing a visiting elective at Tartar Clinic Medical Center ever since I told her about my fruitful experience at your laboratory. In addition, she is very much interested in visiting your lab during her clerkship at Tartar Clinic.

I first met her in a study group, Kinsei Medical Education Group, which is organized by undergraduate medical students. KMEG holds case study sessions on a regular basis. Yukie is the vice president of the KMEG and is one of the best and keenest students I have met.

Would it be all right if I gave Yukie your email address? She would be grateful if she could contact you about her lab visit.

Thank you for your attention and kind regards,
Hideo Baba

```
*******************************
    Hideo BABA, M.D.
    Graduate School,
    The University of Kinsei
    hbaba@kinsei-med@ac.jp
    http://yamadalab.kinsei.jp
*******************************
```

136

25. 帰国後の交流

文例 54　件名：原田由起恵のご紹介

シュンク教授

　ゆっくりとした週末をお過ごしになられたでしょうか。先生に原田由起恵をご紹介したく、ご連絡しています。彼女は金星大学の医学部3年生です。私が原田さんに、先生のラボでの充実した体験を話して以来、彼女はタルタル・クリニック・メディカルセンターでのエレクティブに関心を持っています。また、彼女はタルタル・クリニックでのクラークシップの間に、先生のラボをぜひ訪問したいと考えています。

　原田さんに私が初めて会ったのは、金星医学教育グループという、医学部生によって組織されている研究会です。KMEG は定期的に症例研究会を開いています。原田さんは KMEG の副グループ長で、私が今までに会ったなかで最も優秀で熱心な学生のひとりです。

　原田さんに先生のメールアドレスを伝えてもよろしいでしょうか。ラボ訪問について彼女から先生にご連絡できるようでしたら、大変喜ぶと思います。

　馬場英雄

Useful Expressions

□ I am writing because I would like to introduce ~ to you.
　「～をあなたにご紹介したく、連絡しています。」
□ Would it be all right if I ~「～してもよろしいでしょうか。」
　＊丁寧に伺いを立てる場合、～の部分の動詞は過去形（仮定法過去）にする。

Words & Phrases

◦ on a regular basis　「定期的に」
◦ keen　「熱心な、鋭い」
◦ all right（☞ p.116）

137

5章　帰国後のメール

　帰国後、留学中にお世話になった方に年末年始の挨拶のメールを送るとよいでしょう。英語でも年末年始の挨拶には決まり文句がありますが、それだけでなく、自分の近況を簡単に伝えるようにすると、親しみのこもったメッセージとなります。

文例 55　Subject: Season's Greetings

Dear Professor De Jong,

Hope everything is going well with you, your family, and your team members at Holland University Cancer Center. I would like to extend my season's greetings to you all.

It is hard to believe that it has already been one year since we celebrated a new year together in Holland. Currently, I am in my final year of medical school and have been working hard to prepare for the National Medical Practitioners Qualifying Examination that is scheduled in February.

May your holiday season be filled with happiness and joy, followed by a most wonderful new year.

Best Regards,
Masaru Hayashi

****
　　Masaru Hayashi（Mr.）
　　School of Medicine
　　Toyoda University
　　masahaya@toyoda.ac.jp
****

25. 帰国後の交流

文例 55　件名：年末年始のご挨拶

デ・ヨング教授

　先生と先生のご家族、そしてオランダ大学癌センターのチームの皆さんはお元気でいらっしゃいますか。皆さんに年末年始のご挨拶を申し上げます。

　オランダで一緒に新年をお祝いしてから、既に1年が経ったとは、信じがたいです。現在私は医学部の最終学年に在籍しており、2月に予定されている医師国家試験に向けて一生懸命勉強しているところです。

　先生方にとりまして年末年始が幸福と喜びに満ちたものになり、とても素晴らしい新年を迎えられますように。

　林　　将

Useful Expressions

☐ I would like to extend my season's greetings to you all.
「皆さんに年末年始のご挨拶を申し上げます。」

☐ May your holiday season be filled with happiness and joy, followed by a most wonderful new year.
「年末年始が幸福と喜びに満ちたものになり、とても素晴らしい新年を迎えられますように。」

139

6章

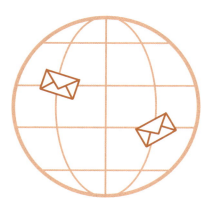

論文投稿のメール

PASSPORT

　この章では、論文投稿に関するメールを取り上げます。国際誌への論文投稿時等に添えるメールも、留学に関するメールと同様に、ある程度のパターンと決まり文句が含まれています。

　ここでは、論文執筆の前段階から、書きあがった論文の投稿、修正論文の提出、そして論文採択までの流れにそって文例をあげました。

26 共同研究の進捗状況

　港北大学の安田さんは、ニュージーランドのカナワさんと共同研究をおこない、それを論文にまとめて Journal of Public Health の特別号へ投稿することにしました。もともと安田さんは、日本人対象者から収集したデータの分析結果をフィリピンの学会で発表していました。その後安田さんは日本で追加のデータ収集をおこない、さらにカナワさんがニュージーランドで収集したデータの分析を加えて 1 本の論文にしあげる計画です。

文例 56　**Subject: Progress report**

Dear Dr. Kanawa,

Hope all is well with you. I wanted to let you know that I have completed collecting data from the Japanese participants in our study. Next week, I will start analyzing all the data, both from the Japanese and what you have collected in New Zealand. I should be able to send you the results in two weeks.

Do you think we can have a Skype meeting after the results are available? I'd appreciate if you could let me know what your availability will be in about three weeks.

Best regards,
Tatsuya Yasuda

```
*************************************
    Tatsuya YASUDA, M.D., M.P.H.
    Kohoku University
    tatsuyasu@kohoku.ac.jp
*************************************
```

142

26. 共同研究の進捗状況

文例 56 件名：進捗ご報告

カナワ先生

　お変わりなくお過ごしでしょうか。共同研究の日本人参加者からのデータ収集が完了したことをお知らせします。来週には全てのデータ、すなわち日本人と、カナワ先生がニュージーランドで収集してくださったものとの、両方のデータの分析に入ります。2週間後には分析結果をお送りできるはずです。

　結果が出た後、スカイプで打ち合わせができるでしょうか。3週間後ぐらいのご都合をお知らせいただけると幸いです。

　安田達也

Useful Expressions

☐ let me know what your availability will be in ~
　「～（後）のご都合を知らせてください。」
　《e.g.》Let me know what your availability will be in September.
　　　　「9月の都合を知らせてください」
　　　　Let me know what your availability will be in two weeks.
　　　　「2週間後の都合を知らせてください」

Words & Phrases

◦participants　「（実験・調査・研究における）対象者、参加者、被験者」

27　論文の投稿

文例 57　Subject: Submission to the Journal of Public Health

Dear Dr. Gregersen,

I am sending our manuscript entitled "XXXXXXX" which we would like to submit to the Journal of Public Health special issue. This research article is based on my presentation at the 11th International Public Health Conference in Clark, Philippines, with additional work from my co-author Lisa Kanawa.

We believe that our study makes a unique contribution to the field of public health and would be of great interest to the readers of JPH.

As longtime readers of the Journal of Public Health, we greatly appreciate the direction you have provided the journal, and we are excited to be able to submit our own work for your consideration. We would greatly appreciate it if you could acknowledge receipt of our manuscript, and look forward to hearing your decision.

Sincerely,
Tatsuya Yasuda

****
　　Tatsuya YASUDA, M.D., M.P.H.
　　Kohoku University
　　tatsuyasu@kohoku.ac.jp
****

27. 論文の投稿

文例 57　件名：Journal of Public Health への投稿

グレガーセン先生

　Journal of Public Health の特別号へ "XXXXXXX" というタイトルの論文を投稿させていただきます。この研究論文は、フィリピンのクラークで開催された、第 11 回国際公衆衛生学会での私の発表内容に基づいたものに、共著者のカナワ・リサからの貢献を加えたものです。

　我々はこの研究が、公衆衛生の分野に類のない貢献をもたらし、JPH の読者にとって大変興味深いものになることを確信しております。

　Journal of Public Health の長年の読者として、グレガーセン先生がこのジャーナルの（編集）指揮をしてくださっていることに感謝申しあげ、また私たち自身の研究論文を投稿させていただけることに感激しています。投稿論文をお受け取りになった旨、お知らせくださいますと幸いです。審査結果をお待ち申し上げております。

　安田達也

Useful Expressions

☐ I am sending our manuscript entitled "......" which we would like to submit to ~
「〜（ジャーナル名）へ…というタイトルの原稿を投稿させていただきます。」

☐ We believe that our study makes a unique contribution to ~
「我々の研究が〜に類のない貢献をもたらすと確信しています。」

☐ ~ would be of great interest to the readers of ...
「〜が…の読者にとって大変興味深いものになるでしょう。」

☐ We would greatly appreciate it if you could acknowledge receipt of ~
「〜を受取ったことをお知らせくださいますと幸いです。」

Words & Phrases

◉ manuscript　「論文、原稿」

28 修正論文の提出

　国際誌では、最初に投稿したものが修正なしでそのまま掲載されることはほとんどなく、何らかの revision を求められるのが一般的です。修正した論文を送付する際には、修正原稿と共に査読者のコメントに対する回答リストをつけるとよいでしょう。文例では、添付ファイルの（2）が、回答書にあたります。

文例 58　Subject: Resubmission to JPH

Dear Dr. Gregersen,

Thank you for your consideration of our manuscript. We greatly appreciate the questions and constructive feedback provided by the reviewers. We have rewritten the manuscript in accordance with the reviewers' comments and are now pleased to submit the revised version of "XXXXXXX".

Please find attached the following three files:

（1）3682_Rewrite_XXXXXXX_20XX_3_14
　　Additions and modifications made to the original manuscript are color-coded in blue.

（2）3682_Comprehensive_review_comments_and_responses

（3）3682_ XXXXXXX _ Annotated_version
　　For your reference, this is the original version of the manuscript with reviewers' comments incorporated in the text.

We would greatly appreciate it if you could acknowledge receipt of our manuscript, and look forward to hearing from you.

Sincerely,
Tatsuya Yasuda

28. 修正論文の提出

```
*************************************
    Tatsuya YASUDA, M.D., M.P.H.
    Kohoku University
    tatsuyasu@kohoku.ac.jp
*************************************
```

文例 58 件名：JPH への再提出

グレガーセン先生

　論文の審査をありがとうございます。査読者からのご質問と建設的なフィードバックに大変感謝いたします。査読者のコメントに従って書き直しをおこないまして、"XXXXXXX"の修正版を提出いたします。

　以下の 3 つのファイルを添付いたしました：
（1）3682_Rewrite_XXXXXXX_20XX_3_14
　　追加修正箇所は青字にしてあります。

（2）3682_Comprehensive_review_comments_and_responses

（3）3682_ XXXXXXX _ Annotated_version
　　最初に提出した論文に査読者のコメントが入ったものをご参考までにお送りします。

　論文をお受け取りになった旨、お知らせくださいますと幸いです。ご連絡をお待ちしております。

　安田達也

Useful Expressions

☐ Thank you for your consideration of our manuscript.
　「私たちの原稿を検討してくださり、ありがとうございます。」
　➔「（投稿論文）原稿の査読をありがとうございます。」

147

6章　論文投稿のメール

Words & Phrases
- constructive feedback　「建設的なフィードバック、意見」
- reviewer　「(この文脈では)査読者」
- in accordance with ~　「～に従って、～の通りに」
- color-coded　「色分けされた」
- for your reference　「参考のために、参考までに」
- incorporated　「組み込まれた、織り込まれた」

> 冒頭に書いたように、国際誌では修正なしでそのまま掲載ということはあまりなく、何らかの revision (minor or major) を求められるのが一般的です。また、当然のことながら、採択率の低いジャーナルであれば、reject されなくとも major revision の後、再投稿というプロセスを求められることが少なくありません。査読者からのコメントには大変厳しいものが含まれていたりして、慣れないうちは驚くかもしれませんが、論文の査読とはそんなものだと割り切って、粛々と修正に取り組みましょう。

📄 manuscript と paper

　日本語では学会誌に「論文」を投稿する、「論文」を修正するなどと言いますが、英語では印刷物になるか決定していない状態の論文は manuscript と呼び、paper / article「論文」と区別します。文例の訳では日本語で一般的に使われている「論文」を、manuscript の訳として当てていますが、英語では manuscript と paper / article の区別があることを覚えておきましょう。

29 論文採択後のやりとり

文例 59 **Subject: Your Journal of Public Health submission**

Dear Dr. Gregersen,

I am thrilled to hear that our paper has been accepted by JPH.

We hereby confirm that the paper has not been and will not be published elsewhere, and we look forward to its publication in the January 20XX monthly edition of JPH.

As you requested, I will send our bio profiles to you soon, but could you confirm that the word limit (i.e. 50 words max.) is for each author? Thank you.

Best regards,
Tatsuya Yasuda

>
Thank you for submitting your manuscript "XXXXXXX" to JPH. I'm very pleased to inform you that we would like to publish your paper in the January 20XX monthly (XX) edition of JPH. Could you please confirm that the paper has not been and will not be published elsewhere and that you agree to this publication? You will have a chance to do minor editing nearer the time of publication.

Regards
John Gregersen, M.D., Ph.D.
Chief Editor
The Journal of Public Health
>

****
    Tatsuya YASUDA, M.D., M.P.H.
    Kohoku University
    tatsuyasu@kohoku.ac.jp
****

150   8254

29. 論文採択後のやりとり

文例 59　件名：Journal of Public Health へのご投稿

グレガーセン先生

　JPH に私たちの論文が採択されたとお聞きし、感激しています。

　この論文が他の所で発表されておらず、また将来もされることはないこと、そして JPH での発表に同意することについて、間違いありません。20XX の 1 月の JPH 月刊版への論文掲載を楽しみにしています。

　ご要望どおり、近いうちに私たちの自己紹介をお送りしますが、字数制限（50 単語まで）は、ひとりの著者についてということでよろしいでしょうか。ご確認お願いします。

　安田達也

>

　JPH に "XXXXXXX" を投稿いただき、ありがとうございました。（投稿いただいた）論文を JPH の 20XX 年 1 月（XX 号）の月刊版に掲載させていただきたくお知らせします。この論文が他の所で発表されておらず、また将来もされることはないこと、そして JPH での発表に同意いただけることを確認していただけますか。発行が近くなりましたら、細かい点について編集をしていただく機会がございます。

　ジョン・グレガーセン
　チーフ・エディター
　The Journal of Public Health
>

Words & Phrases
- elsewhere　「他の所で、他のどこかで」
- as you requested　「ご要望どおり、ご要望のあったように」
- bio　「短い伝記」→「自己紹介」＊ biography の省略形

151

30 論文採択の報告

文例 60 **Subject: Fwd: Your Journal of Public Health submission**

Dear Dr. Kanawa,

I am very happy to let you know that our paper has been accepted for publication in the Journal of Public Health! This wouldn't have been possible without your cooperation. Thank you very much for your help and support throughout the project. I will forward the authors' proof when it's available.

>

Thank you for submitting your manuscript "XXXXXXX" to JPH. I'm very pleased to inform you that we would like to publish your paper in the January 20XX monthly (XX) edition of JPH. Could you please confirm that the paper has not been and will not be published elsewhere and that you agree to this publication? You will have a chance to do minor editing nearer the time of publication.

Regards
John Gregersen, M.D., Ph.D.
Chief Editor
The Journal of Public Health
>

Best regards,
Tatsuya Yasuda

****
    Tatsuya YASUDA, M.D., M.P.H.
    Kohoku University
    tatsuyasu@kohoku.ac.jp
****

30. 論文採択の報告

文例 60 件名：Fwd: Journal of Public Health へのご投稿

カナワ先生

　私達の論文が Journal of Public Health に採択されたことをお知らせします！カナワ先生のご協力なしには、成しえなかったことです。研究プロジェクトを通じてのご支援とご協力に大変感謝いたします。著者校が届きましたら転送します。

>
　JPH に "XXXXXXX" を投稿いただき、ありがとうございました。（投稿いただいた）論文を JPH の 20XX 年 1 月（XX 号）の月刊版に掲載させていただきたくお知らせします。この論文が他の所で発表されておらず、また将来もされることはないこと、そして JPH での発表に同意いただけることを確認していただけますか。発行が近くなりましたら、細かい点について編集をしていただく機会がございます。

　ジョン・グレガーセン
　チーフ・エディター
　The Journal of Public Health
>

　安田達也

Useful Expressions

☐ Our paper has been accepted for publication in ~
　「私達の論文が〜（雑誌名）に採択されました。」
☐ This wouldn't have been possible without ~
　「これは〜なしには成しえませんでした。」

Words & Phrases

▸ authors' proof　「著者校」

153

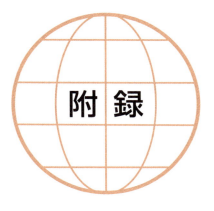

附録

便利な定型表現

1. 依頼する
2. 催促する
3. お断りする
4. お礼を言う
5. お詫びする

1 依 頼 す る

> 依頼表現は単独で使用するのではなく、その前後で依頼をする理由を述べるのが一般的です。どういった文脈の中で使われているのか、依頼がどのように切り出されているのかを確認しておきましょう（文例番号は本文の文例に対応しています）。

✅ フォーマルで丁寧な依頼表現

> **I would appreciate ＋ 名詞 / ~ing**
> 〜（を ／ して）いただけますと幸いです

Before I apply I would appreciate further information. 文例13
応募の前に詳細な情報をいただけますと幸いです。

I would appreciate receiving the document beforehand.
その書類を事前にいただけますと幸いです。

> **I would appreciate it if S ＋ could ＋ V ~**
> **I would appreciate if S ＋ could ＋ V ~**
> 〜していただけますと幸いです

▶▶ appreciate は他動詞ですので、本来後に目的語（例文では it）を取るのが正しいのですが、if 節を伴って「もし〜していただけると幸いです」といった表現をする場合には、appreciate の後の it が省略されるケースが非常に多くみられます。フォーマルな書き言葉の場合は it をつけて用いるのが無難でしょう。

I would much appreciate it if you could provide me with further information on the application process. 文例2
応募の手順についての詳しい情報をいただけますと幸いです。（it をつけた例）

I would appreciate if you could send me the housing information and an application form. 文例27
宿舎の情報と申込用紙を送っていただけますと幸いです。（it を省略した例）

156

1. 依頼する

I would be most / greatly obliged if S + would / could + V ~
〜していただけますと幸いです

I would be most obliged if you could provide me with further information on the application process.
応募の手順についての詳しい情報をいただけますと幸いです。

It would be appreciated if S + could + V ~
〜していただけますと幸いです

It would be appreciated if you could provide me with the overall schedule of tuition and fee payment. 文例25
授業料とその他費用の支払いの全体的なスケジュールをお知らせいただけますと幸いです。

I would be greatful if S + could + V ~
〜できたら幸いです

I would be grateful if I could have an opportunity to see you. 文例5
お目にかかれますと幸甚です。

I would be very grateful if you could provide some clarification of these details. 文例12
これらの詳細につきまして、ご確認いただけますと幸甚です。

I am / was wondering if S + could + V ~
〜できないかと思っております

I am wondering if I could pay a visit to your laboratory. 文例5
先生のラボにお邪魔できないかと思っております。

I was wondering if you could let me start my training one week earlier than originally scheduled.
実習を当初の予定よりも1週間早く開始させていただけないかと思っています。

157

附録　便利な定型表現

Would it be possibe for you to ~?
Will it be possible for you to ~?
〜していただくことは可能でしょうか

Would it be possible for you to send us a sample evaluation and a certificate of completion? 文例35
評価表と修了証書の見本をお送りいただけませんでしょうか。

Would you mind ~ing …?
Do you mind ~ing …?
〜していただけませんでしょうか

Would you mind sending me a sample evaluation and a certificate of completion?
評価表と修了証書の見本をお送りいただけませんでしょうか。

Would you be able to ~?
Will you be able to ~?
〜していただけませんでしょうか

Would you be able to tell me who the person in charge is?
どなたが担当者かお知らせいただけませんでしょうか。

Do you think you might be able to ~?
〜していただくことは可能でしょうか

Do you think you might be able to help me out with editing this report?
この報告書の編集を手伝っていただくことは可能でしょうか。

✅ ややカジュアルで丁寧な依頼表現

Could you ~?
〜していただけますか

Could you confirm that the word limit (i.e. 50 words max.) is for each author? 文例59

158

字数制限（50単語まで）は、ひとりの著者についてということでよろしいでしょうか。

Would you ~?
～していただけますか

Would you give me advice? 文例42
アドバイスをいただけませんでしょうか。

let me know
お知らせください

If prepayment is required, please let me know the amount. 文例25
前払いが必要でしたら、金額をお知らせください。

Please let me know if you have any suggestions on what I should or should not wear. 文例41
何を着るべきか、または着るべきでないかについてご提案があれば、どうぞお知らせください。

Please reply with ~
～をお知らせください

Please reply with what time works best for you. 文例16
一番ご都合の良い時間をお知らせください。

Please confirm if ~
～かどうかご確認ください

Please confirm if 4 p.m. is convenient for you. 文例17
午後4時でご都合が良いかどうか、ご確認ください。

2 催 促 す る

　先方からの返信がない場合、「こちらからのメールが届いていないかもしれない」、「まだ返信をいただいていない」などと述べてから返信をお願いするのが一般的です。どういった文脈のなかで催促表現が使われているかを確認しておきましょう（文例番号は本文の文例に対応しています）。

✔ 暗に督促する表現

I'm sending ~ again
～をもう一度お送りします

I have not received a response from you, so I'm sending this email again to make sure it wasn't lost.
返信をまだいただいておりませんので、念のためメールを再送します。

I'm forwarding ~
～を転送します

I'm not sure whether you received my previous email, so am forwarding a copy, just in case it bounced the first time I sent it. 文例18
メールを受け取っていらっしゃるかが定かでなく、最初にメールをお送りしたときに送信できなかったのかも知れませんので、念のため同じものを転送いたします。

2. 催促する

✅ 丁寧に催促する表現

> **follow up to see if ~**
> 〜かどうかフォローアップする

I just wanted to make sure you saw my last email and to **follow up** to see if you have any updates regarding the post-doctoral position.
この前お送りしたメールをご覧いただけたかの確認と、ポスドクのポジションについて、その後何か動きがあったかをお伺いしたく存じます。

I am **following up** to see if we can confirm the interview date and time that I suggested as per your availability. 文例20
先生のご都合に従って提案させていただいた、面接の日時で差し支えないかを確認したく、ご連絡しています。

> **could you let me know ~ / please let me know ~**
> 〜をお知らせくださるでしょうか

As I have not yet heard back, could you let me know whether I am under consideration to be included in the rotation? 文例19
まだご返信をいただいておりませんので、私のローテーションへの参加をご検討いただいているところかどうかをお知らせくださるでしょうか。

Please let me know if you have an update and if there are any additional details I could provide you with to facilitate the hiring process.
その後の動きと、雇用プロセスを促進するためにご提供できる追加事項が何かございましたら、どうぞお知らせください。

📋 **follow up について**

催促したり確認したりする時、英語では follow up がよく使われます。Follow up という表現は医療現場を含む様々な場面で使用されますが、コアとなる意味として「すでに始めたことや習ったことを強化したり確認するために、ある程度時間が経ってから、もう一度行うこと」と理解すると分かりやすいでしょう。例えば、医療機関においては、治療や検査を受けた患者のその後の様子を観察することを follow up と呼びますし、留学や研修を希望する先へ一度アプローチした後の確認や催促を行うことも follow up です。

161

3 お 断 り す る

　相手にそっけない印象を与えることなくお断りするには、2つのポイントがあります。ひとつは婉曲的な表現を用いてやんわりと断ること、もうひとつは断らなければならない理由を述べることです（文例番号は本文の文例に対応しています）。

✅ 丁寧にお断りする表現

I'm afraind ~
残念ながら、申し訳ありませんが

I'm afraid I'm unable to help you right now.
申し訳ありませんが、いまお手伝いすることはできません。

I would like / love to, but ~
そうしたいところですが

I would love to, but I already have a prior engagement.
そうしたいところですが、既に先約が入っています。

I'm sorry, but ~
すみませんが、申し訳ありませんが

I'm sorry, but I've already made plans for tomorrow.
すみませんが、明日の予定を既に立ててしまいました。

regrettably / regretfully / unfortunately
残念なことに、あいにく

Regrettably, however, I will not be able to make it. 文例47
残念なことに、都合をつけることができません。

Unfortunately, I have already committed myself to another appointment.
あいにく別の予定が入ってしまっています。

3. お断りする

✅ 保留する（即座には断らない）表現

▶▶ 回答を保留するのは、必ずしも断っているわけではありません。人によっては「答えが no なら、はっきりと正直に言ってほしい」と思う英語話者がいることを念頭に置いて使用するのが良いでしょう。また、保留にした回答については、後日 yes なり no なりの返事をするようにしましょう。

---

think it over / about it
（それについて）考えてみます／検討します

Please let me think it over.
少し考えさせてください。

Please let me think about it and I'll get back to you in a couple of days.
少し考えさせてください。2，3日後にご連絡します。

---

give it a thought
（それについて）考えてみます／検討します

I'll give it a thought.
検討します。

🗨 保留表現の使い分けは？

　日本語と同様、英語でも保留の表現は、前後の文脈によってニュアンスが変わってきますが、大まかにいって以下のような違いがあります。
- think it over は、色々な事柄を考慮して、慎重に検討するニュアンスがあります。日本語では、実際には検討するつもりもないのに「検討します」と言うことがありますが、このような場合に think it over とすると、誤解を与えかねません。注意しましょう。
- think about it は会話でも良く使われる表現で、think it over よりも軽い、漠然としたイメージがあります。あいまいさを避けるために、前後で自分のこれまでのところの考えを述べたり、「～までに返事をします」といった表現を付け加えたりすると良いでしょう。
- give it a thought は少しフォーマルな表現です。相手の地位や立場、また状況によって、改まった表現を使った方が良い場合は、こちらを使用しましょう。

4 お 礼 を 言 う

お礼の気持ちを表すのに最も頻繁に使われる表現はやはり Thank you ですが、改まった謝意の表現の仕方も覚えておくべきでしょう。また、お礼を述べるときは、何に対して感謝しているのかを明確にするようにします。特にお礼状では、感謝している理由を具体的に説明します。文例も合わせて参照し、丁寧で自然なお礼の述べ方を身につける一助としてください。

✅ 丁寧にお礼を述べる表現

I appreciate 名詞
I appreciate ~ing
〜に感謝いたします

I really appreciate the time you have taken to help with Ana's and my application for our visiting rotation. 文例35
杏奈と私のローテーションへの応募についてお時間を割いてご対応くださり、本当にありがとうございます。

I appreciate you considering me for the position. 文例17
私をこのポジションの候補者としてご検討いただいていることに感謝いたします。

I would like to express my gratitude for ~
〜に心から感謝申し上げます

I would like to express my gratitude for the brunch party you hosted this last Sunday. 文例49
この前の日曜日に催してくださったブランチパーティーにお招きいただき、心から感謝申し上げます。

4. お礼を言う

I'm obliged (to you) for ~
〜に感謝します／ありがたく存じます

I'm much obliged to you for your kindness.
ご親切に大変感謝いたします。

Thank you (very much / so much) for ~
I would like to thank you (very much / so much) for ~
I wanted to thank you (very much / so much) for ~
〜をありがとうございます／ございました

Thank you very much for the great time and food.　文例49
素晴らしい時間と食事をありがとうございました。

I wanted to thank you very much for your help and encouragement throughout my internship in your laboratory.　文例50
先生のラボでのインターンシップ期間中を通じて、お力添えと励ましをいただきまして、誠にありがとうございました。

Thank you for giving me a ride. I really appreciate it.
車で送ってくれてありがとう。本当に感謝してます。

> Thank you 〜の表現の後に続けて I really appreciate it. を組み合わせて用いることで、丁寧な印象を与えることができます。

5 お詫びする

　メールで謝罪する際、日本語でも英語でも「すみません」と謝るだけではなく、ミスなどが起きた理由を伝え、今後の対応を示す必要があります。どういった流れで謝罪がなされているかを確認しておきましょう（文例番号は本文の文例に対応しています）。

✅ 謝罪する表現

I apologize for ~
I apologize ~ing
I apologize that ~
〜について申し訳ございません

I apologize for the late reply.
返信が遅くなり申し訳ございません。

I apologize for not arriving on time for the morning meeting today. 文例44
本日の朝のミーティングに時間通りに出席せず、申し訳ございません。

I apologize that I was late for the morning meeting today.
本日の朝のミーティングに遅刻して申し訳ございません。

Please accept my sincere apologies.
心よりのお詫びを申し上げます

Please accept my sincere apologies and I hope you would contact me to discuss this matter further.
心よりのお詫びを申し上げると共に、この件について話し合うためにご連絡いただけますよう願っております。

166

5. お詫びする

> **I ask (for) your forgiveness.**
> お許しいただけたらと存じます

I humbly ask your forgiveness. 文例44
どうかお許しいただけたらと存じます。

> **I am (very / really / terribly / truly) sorry for ~**
> **I am (very / really / terribly / truly) sorry to ~**
> **I am (very / really / terribly / truly) sorry that ~**
> （大変）申し訳ありません

I am really sorry for the delay in sending the documentation.
（証拠）資料の送付が遅くなり、誠に申し訳ありません。

I am very sorry to have caused you problems.
ご迷惑をお掛けして大変申し訳ありません。

✅ 遺憾の意を伝える表現

> **regret ~ing**
> ～を遺憾に思います

I regret having inconvenienced you.
不都合（ご迷惑）をお掛けしたことを遺憾に思います。

> 遺憾の意は謝罪ではありませんが、物事が期待通りにいかなかったり、思わぬ結果となった時などに、残念な気持ちや後悔の気持ちを表現できます。自分の行いに対する遺憾の意や後悔の気持ちは、謝罪表現と組み合わせて使われることがあります。

附録　便利な定型表現

I am sorry for ~
I am sorry to ~
I am sorry that ~
〜で残念です

I am really sorry that I will miss the chance to talk with everyone in a more casual setting. 文例47
よりくだけた場で皆さんとお話しする機会を逃すのが本当に残念です。

---

should have ~
〜すべきでした（のにしなかった）

I should have paid more attention.
もっと注意を払うべきでした。

I should not have done that without your permission.
それを許可なしに行うべきではありませんでした。

I can't believe ~
〜が信じられません

I can't believe I made such a mistake.
そのような間違いをしてしまったのが信じられません。

日本語索引

あ

空き	15, 59
会って〜する	135
合わせる	61

い

言い訳にはならない	113
（〜についての）意見や提案	99
医師	129
一流の	27
色分けされた	148

え

影響	17
英語能力の証明書	31
得る	101

お

追い求める	20
送り出し機関	42, 95
お知らせ	3
お願い	3
（クリニカル・）オブザーバーシップ	20
覚えていらしゃるかもしれませんが	133

か

会場	135
学業上の要件を満たす	95
学業成績証明書	33
家具付きの	85
確認する	93
学歴	127
代わりとなるもの	93
関係各位	5
関係書類	27
観光する	121

（〜に）関して	79
患者層	42

き

機会を捉える	113
（上記の）期間	47
気候	101
貴重な（機会）	65
キャンセル	3
休職	129
近況を報告する	135
金銭的な理由で	47

く

区画	81
組み込まれた	148
（クリニカル・）クラークシップ	47
グリニッジ標準時	51

け

見解を得る	17
（進行中の）研究プログラム	38
原稿	149
健康診断証明書	31
検討中	59
原本	71

こ

公印	93
郊外	101
高価な	65
公式なものと見なされる	93
公衆衛生学修士	45
口頭発表をおこなう	38
小切手	27
小切手を振り出す	27
個人的な事情	97
異なる医療制度のもと	35
今後の	89, 113

日本語索引

さ

最終候補のリスト	81
先だって	73
査読者	148
査読付き論文	23
参加者	143
参考までに	69, 148
（銀行の）残高証明	71
残念ながら	97

し

（〜の、〜する）資格がある	83, 129
資格を有する	109
自己紹介	151
仕事以外の場	119
時差ボケした	113
（ホームページの）指示に沿って	35
（〜に）従って	148
質問	3
指導で	129
社交的集まり	91
週間スケジュール	87
周辺地域	101
修了証書	93
受給資格	89
授業外の環境で	91
授業料（やそれ以外の料金）の全額または一部	45, 73, 89
（大学所有の）宿泊施設	79
（大学提携の）宿泊施設	79
手段	27
出発1ヵ月前に	73
腫瘍内科医	65
准教授	67
障害	133
少数民族	101
承認	15
承認状	42
助教	67
食事会	115

助言

助言	83
処理する	103
知らせる	133
知り合いになる	117
人種別人口統計	81
申請手続き（をする）	69
迅速な返信	107

す

推薦状	31, 133
推薦で	65
スカイプ	51
（全体的な）スケジュール	73

せ

（もっと）正確に言えば	20
誓約書	33
接続する	103
選択実習	35
先導する	27, 109
専門知識を交換する	67

そ

疎外される	109
損なう	113
卒業証書	71
卒業証明書	71
備え付けられている	85
それにも関わらず	109

た

第一著者	23
滞在を延長する	77
対象者	143
台所用品	85
他のところで	151
段々と近づく	87

ち

地域	101
昼食会	115

著者校	153

つ

（〜を）通じて	127

て

定期的に	137
ディナーパーティ	115
出かけている	121
適用できる	127
徹底した	133
電信送金	27
添付ファイル	31
電話帳	79

と

問い合わせ	3
同行する	79
到着前に	73
到着予定（場所，日時）	75
登録に先だって	73
〜どおりに	53

に

荷物	75
入学金	89
任期	49

ね

熱心な	137
眠い	113
念のため	56
年末年始のあいさつ	110, 138

は

拝啓	5
パスポートのコピー	31

ひ

東ヨーロッパ時間	53
秘訣	83

被験者	143
標的療法	65

ふ

（建設的な）フィードバック	148
風土	101
ふさわしい	99
不達になる	56
不動産	79
不動産物件案内	79
付与する	93
ブランチパーティ	115
分野の先導者	27

へ

変更	3
変更する	95

ほ

放棄する	42
方法	27
方法を見つける	109
訪問する	25

ま

（〜の）前に	29, 73
前払い	73

め

名簿	79
免除	42, 89

も

申し込み	3
申込書	31
申し込み手続きを進める	29
もうすぐ（年齢や学年）になる	42
持ち寄りパーティ	115
（の）もとで学ぶ	49

英語索引

や

やりとりしている	49

よ

（ご）要望どおり	71, 151
（〜に）よって	97
予定があう	51
予防接種証明書	31
予約	73

り

留学生	91
料金	85
料理と盛り付け	123
履歴書	23
臨床実習	47

る

ルームシェアする	47

れ

連絡をとっている	49

ろ

論文	145, 148

英語索引

A

academic background	127
access Wi-Fi	103
accommodate 〜 to 〜	61
〜 accompanying 〜	79
admission fee	89
advise	133
alright	117
all right	117
alter	95
application	3
application form	30
appreciate	15
appropriate	99
approval	15
as instructed on the website	35
as per 〜	53
as you might remember	133
as you requested	71, 151
assistant professor	5, 67
associate professor	5, 67
authors' proof	153

B

bank balance certificate	71
bank cheque	27
bank statement	71
Best regards	11
bio（biography）	151
bounce	56
brunch party	115

C

〜 can be applied to 〜	127
cancellation	3
catch up with each other	135

certificate of completion	93
certificate of graduation	71
cheque payable to ～	27
climate	101
(clinical) clerkship	47
color-coded	148
come equipped ～	85
confirm with ～	93
(have) ～ connected	103
constructive feedback	148
cooking and presentation	123
culture	101
CV (curriculum vitae)	23

D

deemed official	93
dinner party	115
diploma	71
directory	79
directory of properties	79
district	101
draw near	87
drowsy	113

E

EET (Eastern European Time)	53
(visiting) elective	35
electronic transfer	27
eligibility	89
eligible for ～	83
(be) eligible to ～	129
elsewhere	151
encounter	101
(be/come) equipped ～	85
exchange expertise with ～	67
exemption	89
extend my stay for ～	77

F

fee associated with ～	85
find some way	109

find someone ～	117
first author	23
food party	115
for financial reasons	47
for your reference	69, 148
furnished	85

G

get to know someone	117
GMT (Greenwich Mean Time)	51
going forward	113
granting	93

H

Have a nice day	11
health examination certificate	30
home institution	42, 95
house party	115
housing information	77

I

impact on ～	17
impair	113
in accordance with ～	148
(be) in contact with ～	49
in regard to ～	79
incorporated	148
inquiry	3
international student	91
issue a bank cheque	27

J

jet-lagged	113
just in case ～	56

K

keen	137
Kind regards	11
kitchenware	85

英語索引

L

leader in the discipline — 27
leading — 27, 109
leave of absence — 129
lecturer — 5
(be) left out — 109
letter of approval — 42
letter of recommendation — 30, 31, 133
letter of reference — 31
letter pf recommendaion — 31
luncheon — 115

M

M.P.H. (Master of Public Health) — 45
manuscript — 145, 148
means — 27
medical oncologist — 65
medical practitioner — 129
meet an academic requirement — 95
meet up for ～ — 135
minority race — 101
more specifically — 20

N

nevertheless — 109
notification — 3

O

(clinical) observership — 20
obstacle — 133
obtain — 101
obtain insight into ～ — 17
official stamp from ～ — 93
on a regular basis — 137
ongoing research projects — 38
opening — 15, 59
opinions and suggestion on ～ — 99
original copy — 71
(be) out of town — 121
outside of the classroom setting — 91

outside the work setting — 119
outskirts — 101
overall schedule — 73

P

paper — 148
participants — 143
passport copy — 30
patient population — 42
pay a visit to ～ — 25
period indicated above — 47
personal circumstances — 97
phone directory — 79
physical copy — 71
～ pieces of luggage — 75
pledge — 33
potluck party — 115
precious — 65
prepayment — 73
present on ～ — 38
priceless — 65
priceless opportunity — 65
prior to ～ — 29, 73
process application — 29
professor — 5
prompt reply — 56, 107
proof of English language proficiency — 30
proof of immunization — 31
property — 79
pursue — 20

Q

qualified — 109
question — 3

R

racial demographics — 81
recommendation letter — 31
reference letter — 31
refereed journal — 23
regarding — 3

regretfully	97
regrettably	97
relevant documents	27
request	3
Respectfully yours	11
reviewer	148
rigorous	133
rising 〜	42
room together	47

S

(be) scheduled to land at 〜 at XX	75
season's greetings	110
see the sights	121
seize every opportunity to 〜	113
short-list	81
Sincerely yours	11
Skype	51
social gathering	91
study/research with Professor XX	49
subdivision	81
substitute	93

T

Take care	11
take care of 〜	103
targeted therapy	65
term	49
Thank you	11
Thanks	11

that is no excuse for 〜	113
this coming	89
through the recommerdation of 〜	65
throughout 〜	127
tips	83
To Whom It May Concern	5
transcript	33
tuition	45, 73, 89

U

under a healthcare system different from 〜	35
(be) under consideration	59
under one's guidance	129
university-affiliated accommodation	79
university-owned accommodation	79
use 〜 with Wi-Fi	103

V

venue	135
Very truly yours	11

W

waive	42
waiver	42
weekly schedule outlining 〜	87
Wi-Fi	103
wonder	157
〜 work for you	51

掲載文例のテキストデータ利用のご案内

本書で掲載している文例のテキストデータを、本書の特設サイトからコピー＆ペーストしてご利用いただけます。

利用方法
1．特設サイトにアクセスしてください。URL は下記になります。

　　　http://www.kinpodo-pub.co.jp/mail60

　右の QR コードからもアクセスいただけます。

2．特設サイトへのログイン方法
- シリアルコードと本書内に記載されたログインコードが必要です。
  - ➤シリアルコードは、本書の最後のページ（奥付、本ページの2ページ後）の上部のシールを剥がして表示される8桁の数字です。
  - ➤ログインコードは、本書のページ番号の横にランダムで5ヵ所配置されています。
- シリアルコード入力後、ログイン画面で指定されたページ番号の横に記載の4桁の数字（ログインコード）を入力してください。

3．ご利用上の留意点
- 第三者へのシリアルコードの貸与・譲渡・共有を禁止します。
- 図書館など、館外貸し出しを目的とする施設では、本サービスは利用できません。
- その他、特設サイトに記載している利用規約を順守してご利用ください。

＜閲覧環境について＞
Windows
- OS：7/8.1/10
- ブラウザ：IE、Chrome、Firefox などの最新バージョン

Macintosh
- OS：10.8〜10.14
- ブラウザ：Safari、Chrome、Firefox などの最新バージョン

阿川　敏恵　清泉女子大学 言語教育研究所 准教授

〔プロフィール〕

コロンビア大学・ティーチャーズカレッジ修了 MA in TESOL 取得．関西大学大学院外国語研究科外国語教育学専攻博士課程後期課程修了外国語（英語）教育学博士（Ph.D.）．順天堂大学医学部准教授などを経て現職．順天堂医学部においては，医学英語（English for Medicine）の授業を担当する他，カナダ人医師と共に，主に学部生を対象とする海外実習準備英語講座（Clinical Skills Workshop）を実施したり，外国人留学生と日本人医学部生が合同でおこなう勉強会（英語で問診のトレーニングや，様々なトピックについて英語でディスカッションする会）のファシリテーターを務めるなどした．大学教育に携わるかたわら，企業に招かれて，英文メール・英語での電話応対の講座も担当している．

医学英語教育に関する論文に，Agawa, T., & Nealy, M. (2019). Preparing EFL medical undergraduates for future studies and practices: The establishment and implementation of a medical word list. 『言語教育研究』第 11 号，85-119. があるほか，英語教育学に関する論文・著書多数．2018 年 外国語教育メディア学会（LET）論文賞受賞．対象研究実績：Pedagogical intervention to enhance self-determined forms of L2 motivation: Applying self-determination theory in the Japanese university EFL context, Language Education & Technology, 54, 135-166.

メールアドレス：t-agawa@seisen-u.ac.jp

〔著　書〕

TOEIC テスト文法完全攻略ルールブック，テイエス企画，2018 年
第二言語習得と英語科教育法，（共著），（JACET SLA 研究会編著）開拓社，2013 年
TOEIC テスト英文法・語彙の押さえドコ，テイエス企画，2009 年
文献からみる第二言語習得研究，（共著），（JACET SLA 研究会編著）開拓社，2005 年

医学・理系留学 海外に翔び立つ人のコピペで使える英文メール60

2019 年 10 月 10 日　第 1 版第 1 刷 ©

著　者　　阿川敏恵　AGAWA,Toshie
発行者　　宇山閑文
発行所　　株式会社金芳堂
　　　　　〒 606-8425 京都市左京区鹿ヶ谷西寺ノ前町 34 番地
　　　　　振替　01030-1-15605
　　　　　電話　075-751-1111（代）
　　　　　http://www.kinpodo-pub.co.jp/
組　版　　上島　美紀
印刷・製本　株式会社サンエムカラー

落丁・乱丁本は直接小社へお送りください．お取替え致します．

Printed in Japan
ISBN978-4-7653-1791-7

JCOPY ＜（社）出版者著作権管理機構　委託出版物＞
本書の無断複写は著作権法上での例外を除き禁じられています．複写される
場合は，そのつど事前に，（社）出版者著作権管理機構（電話 03-5244-5088,
FAX 03-5244-5089,　e-mail:info@jcopy.or.jp）の許諾を得てください．

●本書のコピー，スキャン，デジタル化等の無断複製は著作権法上での例外
を除き禁じられています．本書を代行業者等の第三者に依頼してスキャンや
デジタル化することは，たとえ個人や家庭内の利用でも著作権法違反です．